성공한
남자는
왜
호르몬
수치가
높은가

HORMONE-RYOKU GA JINSEI O KAERU
by Shigeo HORIE
© Shigeo HORIE 2009
All rights reserved.
Original Japanese edition published by SHOGAKUKAN.
Korean translation rights in Korea arranged with SHOGAKUKAN,
through THE SAKAI AGENCY and BC AGENCY
Korean Translation Copyright © 2016 by BONUS Publishing Co.

이 책의 한국어판 저작권은 BC 에이전시를 통한 저작권자와의 독점 계약으로 보누스출판사에 있습니다.
저작권법에 의해 보호를 받는 저작물이므로 무단전재와 무단복제를 금합니다.

도쿄대 의학연구소의 남성호르몬 강화법

성공한 남자는 왜 호르몬 수치가 높은가

호리에 시게오 지음
황혜숙 옮김

보누스

일러두기

1. 본문에 사용한 괄호 중 [ ]는 옮긴이 주입니다.
2. 참고 문헌 중 국내에 출간된 책은 국내 도서를 소개하였습니다.

머리말

최근 10여 년간 세계 각국은 급속한 경제 성장을 이루어왔다. '돈이 최고'라는 배금주의 풍조의 만연은 사람들의 생활 방식뿐 아니라 직업 선택, 인생의 목표나 방식, 나아가 삶을 대하는 근본적인 태도에까지 영향을 미쳤다. 그러나 돌연 전 세계를 강타한 서브프라임 모기지 사태[2007년 미국의 초대형 모기지론 대부업체들이 파산하면서 국제 금융시장에 신용 경색을 초래한 경제 위기] 때문에 주식시장이 갑자기 붕괴하고 말았다. 이에 세계 경제는 1930년에 버금가는 경제 대공황이 다시 올 것인지, 경제가 회복되려면 얼마나 더 걸릴지 등 불안감으로 암울하기 그지없었다.

이미 옛이야기가 되어버렸지만, 일본도 1980년대에는 '거품 경기'라고 불릴 만큼 경제 호황을 누렸다. 당시 주가가 하늘을 찌를 듯 치솟았지만, 은행 융자에 기댄 방만한 경영이 지금과 같은 상황을 초래하고 말았다. 전부터 많은 경제 전문가들은 일본과 같은 서브프라임 모기지 사태가 닥칠 것을 예고했었다.

지나치게 오랫동안 주식시장이 상승한 점을 우려한 사람들이 틀림없이 있었을 것이다. 결국 주가는 금융 파탄과 함께 엄청나게 폭락하고 말았다.

그런데 이런 서브프라임 모기지 사태가 발생하기 직전에 영국에서 흥미로운 연구를 했다. 외환딜러였던 헨리 코티스(John Henry Coates)는 런던에서 딜러를 그만둔 후 사회과학 연구자가 되었다. 그는 사람의 호르몬이 주식시장을 판단하는 데 어떤 영향을 미치는지를 연구했다.

우리가 업무상 판단을 할 때 많은 요소가 작용한다. 예를 들면 학습을 통한 이론이나 경험, 직감 등이다. 아무리 확신이 가더라도 위험성이 높은 일이라면 망설여진다. 또한 자신의 판단을 토대로 한 여러 가지 사전 교섭이나 준비도 필요하고, 금전적인 장애가 생기면 '뭐, 그렇게까지 할 필요는 없지…….' 하고 쉽게 포기해버리기도 한다.

시시각각 한 치 앞을 예측할 수 없는 금융시장에서도 늘 수익을 올려야 하는 직업이 바로 딜러다. 최고의 의사 결정자만이 살아남을 수 있는 이 혹독한 직업 세계에서 코티스는 놀라운 연구 결과를 보여주었다. '돈을 잘 버는 주식딜러는 남성호르몬 수치가 높다'는 사실을 말이다. 즉, 최고의 판단력을 가지고 치열한 경쟁을 해야 하는 딜러들 가운데서도 남성호르몬이 많은 사람의 능력이 뛰어나다는 것이다.

이 연구 결과는 권위 있는 의학 잡지 《Proceedings of the National Academy of Science of USA》에 발표되었다. 코티스는 런던 시에서 일하는 170명의 남성 딜러를 대상으로 8일 동안 주식거래가 끝난 직후인 오전 11시와 오후 4시에 타액 샘플을 채취해서 각 영업일의 손익관계를 분석해보았다.

그 결과, 평소보다 높은 수익을 올린 날은 테스토스테론(정소에서 분비되는 남성호르몬) 수치가 상승한다는 사실이 밝혀졌다. 이 연구를 두고 케임브리지대학 뇌회복센터의 하버드 박사는 "주식딜러는 엄청난 스트레스 속에서 신속한 판단을 내려야 하는 직업이다. 또한 그 판단 결과가 딜러 자신이나 시장 전체에 엄청난 영향을 미친다."라고 지적한 바 있다.

테스토스테론 덕분에 어떤 일을 성공적으로 마무리하면 뇌는 테스토스테론의 분비를 더 촉진시켜서 또 다른 성공을 부른다. 이를 '승리자 효과'(winner effect)라고 하는데, 남성호르몬의 긍정적인 피드백으로 자신감과 모험심이 증가하고 승리할 기회도 더 많아지는 현상을 말한다.

하지만 테스토스테론이 너무 많아도 문제다. 이 연구는 테스토스테론 수치가 계속해서 올라가거나 만성적으로 높으면 딜러가 항상 위험을 감수하고 무모하게 도전하다가 손해를 보기도 한다고 지적하고 있다. 주식시장 과열이나 등귀는 해당 집단의 테스토스테론이 높아 일어나는 현상이라고도 할 수 있다.

일본에서는 곱창구이를 '호르몬구이'라고 부른다. 모락모락 피어나는 연기 속에서 굽는 호르몬구이는 사람들에게 인기 있는 메뉴다. 그래서인지 호르몬구이 하면 밝고 건강한 이미지가 떠오른다. 또 일본에서는 원기왕성하게 학급을 이끄는 여중생 반장을 '호르몬 탱크'[여성의 눈 밑에 있는 도톰한 부분으로 호르몬이 들어 있다고 알려져 있다]라고 부르기도 한다. 즉, 일본에서 '호르몬'이라는 말은 '건강함과 힘'을 상징한다.

남성호르몬, 즉 테스토스테론에는 놀라운 효과가 있다. 남성호르몬으로 심신의 건강을 극복할 수 있다. 자, 그러기 위해 우선 남성호르몬이 무엇인지 알아보자.

차 례

머리말 _ 5

제1장 남성호르몬은 인생을 지배한다

- 보이지 않는 손은 일하지 않는다? _ 15
- 남성호르몬이 경제활동의 선택을 좌우한다 _ 17
- 남성호르몬과 대의명분 _ 20
- 사람을 매료하는 남성호르몬 _ 22
- 직업 선택과 남성호르몬 _ 24
- 영웅은 사람을 좋아한다? _ 26
- 리더에게 찾아볼 수 있는 남성호르몬과 언어능력의 관계 _ 29
- 원숭이 무리에서 볼 수 있는 서열과 남성호르몬 _ 31
- 서열과 남성호르몬 _ 33
- 항이뇨호르몬과 영역 표시 의식 _ 35
- 항이뇨호르몬과 자폭 테러 _ 38
- 다도는 남성호르몬 덕분에 발전했다? _ 40

제2장 남성호르몬이 인생을 바꾼다

- 남성호르몬이 있기 때문에 '남자'가 되는 것이다! _ 45
- 남성호르몬의 발견과 연구 _ 47
- 남성호르몬의 주된 역할 _ 49
- 최근에 밝혀진 테스토스테론의 역할 _ 51
- 원래 호르몬이란? _ 52
- 호르몬과 페로몬은 서로 다른 것? _ 54

- 모험심이 발동하는 테스토스테론 _ 56
- 남성호르몬과 공격성 _ 58
- 총과 매운맛과 남성호르몬 _ 60
- 지도를 읽을 수 있는 남자 _ 62
- 인지와 약지 어느 쪽이 더 길어? _ 65
- 여성의 손가락 길이는 호르몬과 관계있다? _ 67

제3장 남성호르몬이 건강을 좌우한다

- 여성 안에 있는 남성호르몬 남성 안에 있는 여성호르몬 _ 71
- 남성호르몬과 여성호르몬 무엇이 다른가? _ 75
- 남성호르몬의 새로운 발견 _ 77
- 남성호르몬과 통증 _ 79
- 남성호르몬이 많은 사람은 대머리가 된다? _ 80
- 정년퇴직과 남성호르몬 _ 82
- 남성호르몬이 떨어지면 정년 이혼? _ 84
- 몸이 안 좋았던 것은 호르몬 저하 때문이다 _ 86
- 모든 남성호르몬이 활동하는 것은 아니다 _ 88
- 남성호르몬의 감소와 남성갱년기 _ 90
- 고대 이집트의 남성갱년기 _ 93
- 남성호르몬이 감소하면 남성갱년기! _ 95
- 남성갱년기 증상 _ 97
- 남성호르몬은 장수 제조기 _ 99
- 건강한 장수와 남성호르몬 _ 101
- 남성호르몬 감소는 우울증과 피로의 원인 _ 103
- 혹시 남성갱년기? _ 107
- 남성호르몬과 내장지방 _ 109
- 대사증후군과 남성호르몬 _ 111
- 대사증후군의 해결사는 운동? _ 115

- 남성호르몬 수용체가 없는 쥐는 대사증후군으로 우울하다 _ 117
- 남성호르몬 수치는 타액으로 알 수 있다! _ 121
- 중요한 비즈니스 결정은 호르몬 수치가 높은 아침에! _ 124
- 40~50대의 남성갱년기 _ 127
- 남성호르몬 수치 저하의 최대 원인은 스트레스였다! _ 129
- 테스토스테론과 코티솔 _ 131
- 테스토스테론 보충요법 _ 133
- 테스토스테론 보충요법의 효과 _ 135
- 테스토스테론 보충요법의 부작용 _ 139
- 테스토스테론 보충요법과 전립선 _ 141
- 테스토스테론 보충과 남성 불임 _ 146
- 두 종류의 성선기능저하증 _ 147
- 한방으로 남성호르몬 수치를 높인다! _ 149
- 테스토스테론 보충으로 노화 방지를 할 수 있을까? _ 151
- 세 명의 진료 차트에서 본 가령 남성 성선기능저하증 _ 153

제4장 남성호르몬을 높이자

- 칭찬받으면 남성호르몬 수치는 높아진다! _ 161
- 자신에게 맞는 안정 _ 163
- 웃음과 남성호르몬 _ 165
- 남성호르몬 향상 합숙 _ 167
- 수명과 남성호르몬과 질병 _ 168
- 운동과 남성호르몬 _ 170
- 남성호르몬 수치를 높이는 식품 _ 172
- 투쟁하는 남자의 영양보충제 _ 174
- 남성에게 좋은 식품 _ 177
- PSA 난민을 구하라! _ 185

제5장 남성호르몬과 장수의 비결

- 아침에 기운을 주는 일산화질소 _ 189
- ED에는 생활습관병이 잠재되어 있다 _ 192
- 장수와 산화스트레스 _ 195
- 산소 섭취량이 많으면 단명한다? _ 197
- 원래 식사량의 7할이 장수의 비결 _ 199
- 장수와 SIRT1 유전자 _ 200
- 산화스트레스와 일산화질소 _ 203
- ED는 가장 먼저 자각할 수 있는 생활습관병 _ 206
- ED와 산화스트레스와 남성호르몬 _ 209
- 담배와 산화스트레스 _ 214
- 남성호르몬과 교감신경 _ 216
- 성교하되 사정하지 않기의 과학 _ 219
- 일산화질소 연구에서 태어난 PDE5 저해약 _ 222
- 비아그라가 효과가 없을 때는? _ 225
- 차세대 PDE5 저해약으로 ED를 치료한다! _ 226
- PDE5 저해약과 산화스트레스 _ 228
- 새의 눈에는 건강식이 보인다? _ 230
- 산화스트레스를 막아주는 ORAC _ 232
- 건강 상식을 익히자 _ 235
- 세계로 퍼져가는 맨즈 헬스 _ 238
- 남성호르몬 수치를 높이는 열 가지 방법 _ 243

맺은 말 _ 246
참고 문헌 _ 250
조사표(AMS 진단표, MINI 진단표) _ 251

제1장

남성호르몬은 인생을 지배한다

보이지 않는 손은
일하지 않는다?

세계가 서브프라임 모기지 사태로 휘청거리자 전(前) FRB [Federal Reserve Board of Governors. 연방준비제도이사회]의 의장 그린스펀(Greenspan)은 세계금융 거품현상에 대해 논평하면서 "기업과 시장이 현실 상황을 냉정하게 판단하지 않았다는 사실에 충격을 받았다."라고 말했다. 경제학자나 심리학자 사이에서도 아담 스미스의 '보이지 않는 손'[《국부론》에서 시장 가격이 수요와 공급을 자동적으로 조절하여 자원을 가장 효율적으로 배분해주는 기능을 비유한 말]이 제 역할을 못한 것은 자본주의의 한계라는 논쟁이 끊이지 않는다.

하지만 인간의 판단이 얼마나 합리적일 수 있을까? 인간의 판단이 경제활동에 어떤 영향을 미칠까를 연구하는 학문이 '행동경제학'이다. 고전경제학은 인간 행태를 수학적으로 계산하지만 행동경제학은 인간 심리를 바탕으로 사람들의 경제활동을 분석한다. 행동경제학을 확립한 카너먼[Daniel Kahneman. 심리학자

이자 경제학자]은 2002년 노벨 경제학상을 받았다. 행동경제학에서도 남성호르몬은 매우 중요한 요소다.

남성호르몬이
경제활동의 선택을 좌우한다

언젠가 학회 참석차 런던에 갔을 때 길거리 진열대에 있던 잡지의 헤드라인 문구가 눈에 들어왔다.

"Testosterone."

남성호르몬인 테스토스테론을 다룬 잡지는 바로 《이코노미스트》였다. 테스토스테론과 세계 경제가 대체 무슨 상관이 있을까? 하버드대학의 한 연구 논문에서 남성은 호르몬 수치의 높낮이에 따라 경제활동의 선택지가 달라진다는 결과를 내놓았기 때문이었다.

이는 하버드대학에서 미시경제학을 공부하던 학생을 대상으로 한 간단한 게임 결과와 실험 대상자의 테스토스테론 수치에 어떤 연관성이 있는지를 알아본 것이다.

전혀 안면이 없는 두 사람이 일정 금액을 나눈다고 치자. 나눌 금액을 제안할 수 있는 사람은 한 사람뿐이고, 받아들이는 사람이 그 제안을 받아들일지 선택할 수 있는 기회도 단 한 번뿐이다. 거부하면 두 사람 다 돈을 받지 못한다. 나눠 가질 금액은 총 40달러다.

제안 1: 제안자는 15달러, 제안을 받아들이는 쪽은 25달러
제안 2: 제안자는 35달러, 제안을 받아들이는 쪽은 5달러

제안을 받아들이는 입장에서 이 두 가지 제안을 모두 생각해 보자. 사실 제안 1은 딱히 마다할 이유가 없지만, 제안 2처럼 만일 상대가 35달러를 받고 자신은 5달러밖에 못 받는다면 이를 받아들일까? 사실 주류 경제학은 인간을 철저하게 합리적인 판단을 하는 동물이라고 여겼다. 그렇기 때문에 상대가 앞으로 어떤 관계로도 엮이지 않을 사람이라면 자신이 손에 넣을 수 있는 것은 철저히 손에 넣고, 그 비율이 어떻든 분배받을 수 있다면 기회가 있을 때마다 받아둘 것이라고 생각했다. 경제학 이론대로라면 사람들은 어느 쪽 제안이든 받아들여야 한다.

그러나 현실 세계에서는 주류 경제학의 예상이 완전히 빗나간다. 왜 그럴까? 여기에는 많은 요소가 작용한다. 평등을 최고로 여기는 사고방식이나 초면일지라도 상대와의 관계를 경시하는 태도('왜 나는 5달러밖에 못 받는데 상대는 35달러나 받는 거야?')에 따라 실험 결과가 달라진다고 본다. 《이코노미스트》도 "심리학자는 경제학자가 틀렸다는 것을 오래전부터 알고 있었다."라고

지적하며 경제학과 현실 사이의 차이를 예로 들고 있다.

그렇다면 테스토스테론은 배분 금액의 상대성에 어떻게 영향을 미칠까? 제안 2를 받아들이지 않은 학생의 테스토스테론 수치는 받아들인 학생의 평균치보다 50% 이상 높게 나타났고, 테스토스테론 수치가 가장 높은 상위 7명 중 5명은 제안 2를 거절했다.

한편 테스토스테론 수치가 높지 않은 19명 중 제안 2를 받아들이지 않은 사람은 고작 한 사람뿐이었다. 이 연구 결과를 발표한 바넘(Barnum) 박사에 따르면 협상 능력에 차이는 있지만 지금까지의 연구 결과를 보아도 테스토스테론 수치가 높은 사람은 자신의 이익이 낮은 제안을 거절할 확률이 매우 높다.

즉, 남성호르몬 수치가 높은 사람일수록 50 대 50의 공평한 배분이 아니면 아예 거부하고 결국 상대방과 자신이 아무런 이득을 얻지 못해도 상관없다고 생각한다. 이 결과는 주류 경제학의 추측을 뒤엎는다. 다시 말해, 남성호르몬이 많은 사람은 경제적이고 합리적인 규칙을 따르지 않을 가능성이 있다는 얘기다.

이처럼 경제적인 판단에도 남성호르몬이 영향을 준다는 것은 대단히 흥미로운 사실이다. 남성호르몬은 경쟁심을 유도하고 자극할 것 같지만, 그보다는 도덕성이나 정의에 연연해한다는 사실을 실험을 통해 증명해낸 셈이다.

남성호르몬과
대의명분

앞서 살펴본 하버드대학의 실험으로 미루어 보아 남성호르몬이 많은 사람은 충분히 납득할 만한 이유만 있으면 자신의 이익에 연연해하지 않는 행동을 취할 수도 있다. 궁극적으로 그들은 '자신을 희생해서라도 뭔가 사회에 공헌하고 싶다'는 강한 신념을 지닌다.

프랑스에 있는 파리역사박물관에는 프랑스혁명과 관련한 여러 자료가 잘 정리되어 있다고 한다. 혁명, 언제 들어도 가슴이 뛰고 피가 들끓는 단어다. 프랑스혁명도 검붉은 열정으로 가득했던 사건이었다. 인류 역사를 뒤돌아봤을 때 어느 나라든 대의를 위해 자신을 희생했던 사람들은 언제나 젊은이들이었다. 프랑스혁명을 비롯해 수많은 혁명의 시작과 끝은 늘 남성호르몬이 왕성한 젊은이들의 몫이었다. 인류 역사의 진보에 기여한 결정적 순간에는 크나큰 용기와 판단력이 필요하다. 그 순간에 남성호르몬이 사람들에게 강하게 작용한 것이다.

인도 독립의 아버지, 간디. 그도 남성호르몬이 많은 사람이었다. 남성호르몬이 많다고 우락부락한 근육질의 남성을 떠올려서는 안 된다. 남성호르몬은 근육 성장에 기여하는 호르몬이기는 하지만, 그보다는 강철 같은 결단력과 불처럼 뜨거운 용기를 북돋는 마법 같은 물질이다. 조국의 독립을 위해 개인적인 욕심과 야망을 버리고 민중을 위해 자신의 모든 것을 희생한 간디야말로, 남성호르몬이 강한 사람이 올곧은 기개를 지녔을 때 어떤 삶을 살 수 있는지를 보여주는 훌륭한 예라고 할 수 있다.

사람을 매료하는
남성호르몬

사람마다 얼굴이 제각기 다른 것처럼 가지고 있는 남성호르몬의 양도 저마다 다르다. 보통 남성호르몬 수치는 20대를 정점으로 점차 떨어지지만 더러는 80세인데 20세 젊은이보다 더 많은 사람도 있다.

남성호르몬이 많은 사람은 남모르는 매력이 있어서 남녀를 불문하고 사람들이 호감을 보인다. 또한 멋을 부릴 줄 알고 대인관계에도 관심이 많다. 록 가수들 중에는 큰 목걸이나 팔찌를 주렁주렁 차고 박력 있게 노래하는 사람이 많다. 다소곳한 록 가수는 아마 없지 않을까?

그러나 누구든지 나이가 들면 남성호르몬도 차츰 줄어들게 마련이다. 그래서인지 젊었을 때 격렬했던 록 가수도 나이를 먹으면서 남성호르몬 수치가 내려가면 옷차림도 수수해지고 솔로로 활동하기 시작한다. 영국의 유명 가수인 에릭 클립튼, 믹 재거처럼 젊었을 때와는 사뭇 외모가 달라지기도 한다. 물론 나이가 들

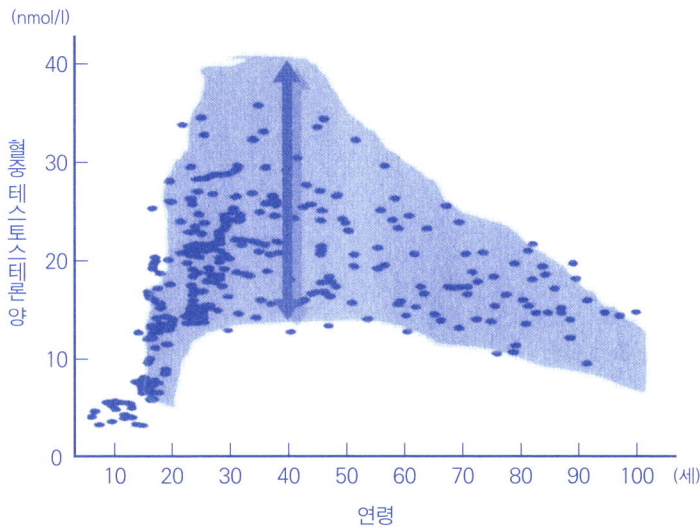

남성호르몬 수치는 개인차가 크다

어서도 남들에 비하면 남성호르몬 수치가 높겠지만 말이다.

개성을 강조하는 행위도 실은 남성호르몬과 대단히 밀접한 관계가 있다. 필요도 없는데 선글라스를 쓴다거나, 목 사슬이 주렁주렁 사슬을 달고 자신을 과시하는 것도 남성호르몬의 장난이라고 할 수 있다. 남성호르몬이 왕성하게 분비되는 사람인지는 겉모습만으로 어느 정도 간단히 확인할 수 있다. 넥타이를 아예 하지 않거나, 목걸이나 팔찌를 하고 있는 남성은 남성호르몬이 더 많이 분비되는 사람이라고 할 수 있다.

직업 선택과
남성호르몬

남자들끼리는 상대방이 얼마나 남성호르몬 수치가 높은지 알 수 있는 능력이 있다고 한다. 대개 남자들은 남성호르몬이 많은 사람을 지지하는 경향이 있다. 그 전형적인 예가 정치가로, 남성호르몬이 많은 사람일수록 대중에게 호감을 준다고 한다. 음악가나 화가처럼 자신을 표현하는 예술가들도 남성호르몬이 높은 편이다.

한편 남성호르몬 수치가 낮은 사람들의 상당수는 '사'자가 들어가는 직업에 종사하는데 목사나 교사, 의사 등이다. 이러한 직업은 '규범' 혹은 '윤리'에 따른 직업 규범이 있어서 자신을 표현하는 일이 별로 중요치 않다. 목사는 성경에 의거해서 설교하면 되고, 교사는 교과서를 따르면 된다. 의사에게도 정해진 윤리 규범이 있다. 이런 직업 세계는 그다지 독창성을 요구하지 않는다. 독창적인 이론을 펼치거나 극단적으로 창조적인 일은 오히려 제한되어 있다. 복장조차도 단순하기 그지없다. 원래 남성호르몬이 적은 사람은 이처럼 '규범'에 따르는 직업을 선호한다고 한다. 물론 그중에는 예외적인 사람도 나오기 마련이다. 그래서 그런지 〈호랑이 선생님〉처럼 주어진 규범을 깨려는 열혈 선생님을 그린 드라마는 항상 인기가 있다. 이처럼 남성호르몬 수치는 성격이나 직업 선택에까지 영향을 준다.

철학자 미셸 푸코의 주장에 따르면 학교와 병원과 감옥은 비슷한 시기에 생겼다고 한다. 관리 사회[모든 사람이 조직에 편성되어 생활의 모든 면에 걸쳐 관리를 받는 사회]는 커뮤니티에서 어떤 집단을 추출해서 관리하는, 혹은 교육하는 데서 비롯했다. 그런데 관리 사회와 남성호르몬은 충돌하고 서로 잘 맞지 않는다.

시대를 불문하고 영웅들은 언제나 관리 사회에 도전한다. 관리 사회에서는 정의나 도리에 어긋나는 일이 생기고 그것이 때로는 악행으로 이어지기도 한다. 그럴 때 과감히 맞서 싸우는 사람이 바로 영웅이다. 영화 〈람보〉를 떠올려보자. 실베스타 스텔론이 연기한 주인공은 누가 보아도 남성호르몬이 넘쳐나지 않는가?

그러고 보면 정치가 중에도 남성호르몬이 많은 사람이 있는가 하면 적은 사람도 있다. 그들의 남성호르몬이 많고 적음을 한번 비교해보는 것도 흥미로운 일이다.

영웅은
사람을 좋아한다?

소위 '영웅'이라 불리는 사람들은 한마디로 '호르몬 덩어리'다. 몇 세대에 걸쳐 전해 내려온 남성 영웅들의 무용담을 보자. 그들은 많은 이들을 매혹하는 마력의 인물들이었다.

'영웅은 여색을 밝힌다'는 말도 있다. 물론 다양하게 해석할 수 있겠지만 '큰일을 달성하려는 의지와 욕망이 강한 남성은 여성을 향한 호기심과 욕망도 남보다 몇 배는 강하다'는 뜻이 아닐까?

아무리 우수한 사람이라도 큰일은 혼자서 감당할 수 없기 때문에 영웅이 되려면 우선 남성들을 끌어당기는 강력한 매력이 있어야 한다. 같은 남성들에게 신뢰받지 못하고 여자 꽁무니만 쫓아다니면 영웅이 될 수 없다.

뇌생리학 분야에서 흥미로운 연구 결과를 발표했는데, 투자를 해서 큰돈을 벌었을 때와 마찬가지로 아름다운 여성을 만났을 때에도 뇌의 쾌감중추가 자극을 받는다고 한다. 쾌감중추에는 도파민[dopamine. 신경전달물질의 하나로 흥분 전달 역할을 한다]을 분비하는 신경이 작용해서 희로애락의 감정을 관할하는 대뇌변연계를 지배하고 있다. 또한 각성아민이나 니코틴도 이 신경에 영향을 준다. 즉, 성공하겠다는 욕망이 커질 때나 여성을 만나 성욕이 생길 때 도파민과 노르아드레날린이 반응해서 남성호르몬이 많이 분비되는 결과를 가져온다. 어쩌면 '영웅이 사람을 좋아할 뿐 아니라, 사람이 영웅을 좋아한다'는 얘기도 될 것이다.

남성호르몬 수치가 높은 사람에게는 상대를 매료하는 무언가가 있다. 그만큼 주어진 기회를 살릴 수 있는 횟수도 잦아진다. 또한 영웅은 사람을 좋아해서, 사람들에게 호감을 산다. 주위 사람들을 자신만의 매력으로 사로잡은 유명인으로는 미국의 최연소 대통령이었던 존 F. 케네디를 꼽을 수 있다.

그는 미국 역사상 가장 인기 많은 대통령이자 '뉴 프런티어'로 대변되는 강렬한 카리스마의 소유자였다. 화려한 언변과 세련되면서도 열정적인 모습으로 주변인은 물론이고 자신의 정적과 언론을 자기편으로 만들 만큼 매력 넘치는 인물이었던 것이다. 누가 봐도 남성호르몬이 왕성했던 케네디는 수많은 스캔들을 일으킨 장본인이기도 했다.

로마 제국이 낳은 최고의 지도자, 율리우스 카이사르도 정열이라면 아마 누구에게도 지지 않을 것이다. 41세의 나이에 로마 집정관에 선출된 그는 포에니 전쟁 이후 표류하던 로마 제국의 기틀을 재정립한 인물로 평가받는다. 물론 종신 독재관에 임명되면서 황제나 다름없는 권력을 휘두른 것에 반감을 갖는 사람들도 있었지만, 그가 범상치 않은 매력의 소유자였던 것만은 사실이다. 카이사르 역시 사람을 매력 있고 정열적으로 만드는 남성호르몬의 화신이었던 것이다.

리더에게 찾아볼 수 있는
남성호르몬과 언어능력의 관계

극단적으로 남성호르몬 수치가 높은 사람은 뇌의 좌반구에 있는 언어능력이 그다지 발달하지 못한다는 연구 결과가 있다. 어휘력이 부족하기 때문에 구사하는 문장의 길이도 짧다. 하지만 그 짧은 문장 속에 인상적인 단어를 사용해서 상대방의 마음을 사로잡는다.

가수 야자와 에이키치는 일본인이라면 누가 봐도 남성호르몬이 높다는 사실에 공감할 것이다. 그는 "잘 부탁!"처럼 짧은 말밖에 하지 않는다. 나가부치 쓰요시[가수이자 싱어송라이터, 배우] 역시 늘 짧게 말하는 사람으로 유명하다.

정치가의 연설이나 코멘트에는 청중에게 호소하는 강한 메시지가 필요하다. '사운드 바이트'[sound bite. 뉴스 프로그램에서 화제의 인물, 특히 정치인의 연설에서 따온 인상적인 발언을 방송으로 내보내는 것]라고 하는데, 윈스턴 처칠 전 영국 총리 역시 짧은 문장을 효과적으로 쓰는 인물이었다.

"우리는 절대 항복하지 않는다."

"절대 양보하지 마라."

"평화는 강자의 특권이다."

그는 강렬한 메시지를 담은 짧은 문장으로 국민의 마음을 사로잡았다. 그 당당함 앞에 나치 독일도 오금이 저렸을 것이다. 짧은 말에 길게 반론을 하면 마치 변명하는 듯한 인상을 국민에게 준다. 예나 지금이나 전 국민의 사랑을 받는 정치인에게는 남성호르몬이 넘치고 있다.

원숭이 무리에서 볼 수 있는
서열과 남성호르몬

원숭이는 인간처럼 집단생활을 영위하기 때문에 원숭이 무리를 바라보고 있노라면 시간 가는 줄 모르게 흥미롭다. 어느 무리든 대장은 일단 외모가 늠름하고 멋지다.

원숭이 무리의 구성은 한 마리의 대장 원숭이를 중심으로 암컷과 새끼, 차기 대장 자리를 노리는 젊은 수컷 원숭이로 이루어지는데, 자세히 보면 나이 든 암컷 원숭이가 있다. 실은 폐경이 와서 새끼를 낳지 못하는 할머니 원숭이가 무리 속에 있으면 새끼들이 잘 자란다고 한다. '할머니 효과'라고 할 만큼 할머니 원숭이는 중요한 역할을 담당한다.

그렇다면 할아버지 원숭이도 존재할까? 동물 중에서 발기하지 않는 수컷은 없다. 생식 행동을 하지 않는 이른바 '할아버지' 동물은 원칙적으로 무리 안에 존재하지 않는다. 동물사회에서 수컷은 자신의 유전자를 남기는 것이 가장 큰 생존 이유이기 때문에 암컷을 두고 싸우며 영역 싸움도 한다. 암컷 쟁취에서 뒤

처진 원숭이는 무리에 머물지 못한다. 그중에는 싸움에서 부상으로 숨을 거두는 수컷 원숭이도 있을 것이다. 이처럼 수컷은 서열 다툼을 거듭한다.

  이 점이 인간과는 다르다. 인간사회에서 할아버지는 문화와 지혜를 전달하는 중요한 역할을 한다. 촌장이나 장로 같은 존재가 인간사회에서 없어서는 안 되는 이유이기도 하다. 하지만 서열 간의 대립은 어디서든 일어난다. 인간사회나 원숭이 무리나 마찬가지다. 회사에서는 부서 간에 갈등이 있기도 하고 사장파와 부사장파로 나뉘어 대립하는 일도 흔하다. 진 쪽이 조직에 있을 수 없게 되든지, 아니면 발언권을 잃고 눈에 띄게 초라한 존재로 전락하기도 한다. 구성원이 파벌을 만들지 않고 일치단결하는 것만큼 조직에 좋은 것은 없지만, 파벌 싸움은 예나 지금이나 끝없이 반복되고 있다.

서열과
남성호르몬

이와 같은 영역 싸움에는 호르몬이 관여하고 있다. 양서류에서 진화한 육상 생물은 바다에서 육지로 올라와 살게 되었다. 그러자 바다에서 살던 때와는 달리, 언제 물로 돌아갈 수 있을지 모르는 육지에서 생활하기 위해 소변을 농축하지 않으면 살아남을 수 없게 되었다.

양서류는 그렇게 하지 못하기 때문에 물속에서 살아야만 한다. 하지만 육상 생물은 소변을 농축할 수 있어서 탈수나 건조를 걱정할 필요 없이 육지에서도 살아갈 수 있다. 그리고 흥미롭게도 소변을 진하게 만들어서, 그 냄새로 자신의 존재를 알려 영역을 주장한다.

개는 전봇대에 소변을 봐서 자신의 영역을 주장하지 않는가? 이런 행동은 비단 개만 하는 것이 아니다. 쥐들도 한다. 그런데 소변 누는 행동에도 남성호르몬이 관여하고 있다. 따라서 동물의 정소를 적출해버리면 이런 행동은 줄어든다.

남자의 본질은 '모험'이다. 남자는 모험을 통해 성취감이나 경험, 재산 등을 얻지만 대부분 그런 모험을 계속하지는 않는다. 어느 시점에서 자신의 영역을 확보하고 안주한다.

'여기는 내 영역이다!'라고 할 수 있는 진영을 얻은 남성은 늠름하고 자신에 차 있다. 고생해서 얻은 자신의 영토이므로 남이 들어오지 못하도록 경계를 늦추지 않는다. 동물과 마찬가지로 인간도 남성호르몬이 줄면 자기 영역에 연연해하지 않고 성격도 점점 부드러워진다.

항이뇨호르몬과 영역 표시 의식

소변을 농축하는 호르몬을 '항이뇨호르몬'(바소프레신. vasopressin)이라고 하는데, 이는 신장의 '세뇨관'이라는 세포를 자극하여 물을 운송하는 단백질에 영향을 주고, 수분을 몸으로 되돌리는 역할('재흡수'라고 한다)을 한다.

그 결과 몸의 수분을 유지할 수 있다. 흥미롭게도 바소프레신은 공격성이나 규율, 계급의식, 자기 영역을 지키려는 의식에도 관여한다는 사실이 밝혀졌다.

바소프레신은 소변을 진하게 해서 동물들의 육상 생활을 가능하게 해주고 영역 의식을 자극한다. 생존을 위한 투쟁이 호르몬과 함께 시작되었다고 해도 과언은 아니다.

한 호르몬이 다른 호르몬을 만들도록 조절하는 중요한 역할도 한다. 예를 들면 남성호르몬이 수용체와 결합하면 그 수용체는 '인산화'라고 하는 과정을 통해 활성화한다. 활성화한 수용체가 세포의 '핵'이라고 불리는 DNA의 격납고로 이동해서 DNA

의 정해진 곳에 붙고 유전자 스위치를 온(on)으로 바꾼다. 따라서 호르몬이 줄면 유전자 스위치도 오프(off)가 된다.

바소프레신은 남성호르몬이 줄면 함께 감소하는데 젊은이들은 밤에 잠을 자는 동안 바소프레신이 높아지기 때문에 소변 때문에 아침까지 잠을 깨는 법이 거의 없다. 그러나 노인들은 두세 번씩 한밤중에 화장실에 가야 한다. 또한 바소프레신이 줄면 영역 의식도 희박해진다.

그리고 남성호르몬 자체도 서열과 상관없는 것은 아니다. 예를 들면 할아버지, 아버지, 손자 삼대가 같이 살 경우에 할아버지와 손자는 서로 마음이 잘 맞는데, 아버지와 아들은 자주 다투곤 한다. 격세유전 때문에 손자와 할아버지가 마음이 맞는 것이 아니라, 단순히 할아버지의 남성호르몬이 줄어들었기 때문인지도 모른다.

하지만 남성호르몬이 제대로 분비되는 아버지는 반항하는 아들을 용서할 수 없다.

"나는 아버지니까 너는 내가 하는 말을 들어!"

즉 '내 영역을 침해하지 말라'고 경고하는 것이다. 아버지와 아들의 갈등은 존 스타인벡의 《에덴의 동쪽》을 비롯해서 문학 작품의 영원한 주제인데, 손자를 이해해주는 역할로 자상한 할아버지가 등장하기도 한다. 이 또한 세대 간의 테스토스테론 분비의 차이에 따른 서열이라고 할 수 있다.

"그렇게만 말하지 말고 애(손자)가 하는 말도 좀 들어보게."

대부분의 할아버지들은 인자하다. 이런 상황에서 원숭이는 남성호르몬이 줄어든 할아버지의 권위 따위는 무시하지만 인간은 할아버지의 경험이나 지혜를 문화로 전승한다.

이는 회사라는 조직에서도 마찬가지다. 상사들은 "자네 멋대로 하지 마!" "그런 말 들어본 적도 없어!" 하고 영역을 지키려고 한다. 하지만 그보다 더 높은 상사는 "자네 의견도 한번 들어볼까?" 하고 젊은 사원과 웃으면서 대화할 수 있다. 이는 성숙한 인간의 증거이기도 하지만, 단순히 남성호르몬이 줄어든 상태를 방증하는 것일 수도 있다.

항이뇨호르몬과
자폭 테러

연장자를 존경하는 마음, 자기 영역을 지키려는 마음, 대의를 위해 나라를 지키려는 마음 모두가 소변을 농축하는 호르몬에 의해 생겨난다.

테러 집단의 자폭 테러는 대단히 비참한 일인데, 이상하게도 자폭 테러를 일으키는 사람은 연로한 사람이 아니라 장래가 창창한 젊은이다.

필자는 테러와 같은 공격적인 행동으로 말미암아 소변이 진해질 수 있다고 생각한다. 극단적으로 말하면 항이뇨호르몬, 즉 바소프레신이 자신을 희생해서라도 더 큰 목적을 위해 헌신하겠다는 마음을 일으키는지도 모른다.

많은 이슬람 국가들은 기후 조건이 혹독하고 물이 매우 소중하다. 물이 귀한 환경에서는 바소프레신의 영향으로 소변이 진해지기 때문에 자기 영역을 지키려는 마음이 더 강해질지도 모른다. 사실 전쟁 중에는 물을 충분히 섭취하지 못한다. 황당하게 들릴지는 모르겠지만 생리학적인 측면에서 말하자면 세계평화를 위해서 사람들이 물을 많이 마실 수 있는 환경부터 조성해야 하지 않을까?

┘
다도는
남성호르몬 덕분에 발전했다?
┐

역사상 일본인이 가장 영역 투쟁을 심하게 벌였던 때는 전국시대다. 오다 노부나가, 도요토미 히데요시, 도쿠가와 이에야스는 당시 대표적인 무장으로 현대 일본인이 가장 좋아하는 3인방이기도 하다. 실제로 이 사람들을 만난 적은 없지만 그들은 아마 남성호르몬 수치가 굉장히 높았을 것이다. 언행이나 행동, 영역 표시 의식이 강한 사람들이었음은 짐작하고도 남는다.

그들은 천하 통일을 목적으로 끊임없는 전투를 벌였다. 우선 전략 전술을 세우고 상대방의 영토에 침입해서 자신의 영역을 넓혀나갔다. 이러한 행위 자체가 그들의 남성호르몬 수치가 높음을 여실히 보여준다.

그런데 다른 한편으로 이 세 무장 모두 다도에 매료되어 작은 차방을 찾는 기회를 소중히 여겼다.

요즘에는 다도를 여성이 갖춰야 할 예의범절의 한 가지라고 생각하지만 일본에 처음 보급되었을 당시만 해도 다도는 결코 여성들이 배우는 것이 아니었다.

섬세한 다도의 세계와 전국시대의 강인한 무장, 여기에는 어떤 연관성이 있을까?

노부나가는 포상으로 부하들에게 다기를 하사했다고 한다. 훈장처럼 다기에 명예를 부여했던 것이다. 이렇게 다도는 전국시대 무장들 사이에서 인기를 얻으며 점점 확산되었다.

어쩌면 전국시대 무장은 남성호르몬이 대단히 높아서 그것을 억제하기 위해 다도에 열을 올린 것이 아니었을까? 전쟁에서 상기된 마음 상태로 일상에 돌아오면 주변 사람들이 다칠 수도 있다. 그래서 다실이라는 좁은 공간에서 법도에 따라 천천히 차를 끓이는 것이 마음을 가라앉히는 데 도움이 되었을 것이다.

그 후 다도는 센리큐[일본 전국시대 다도 문화의 완성자]와 그 제자에 의해 소박한 것에서 세련된 문화로 발전한다. 그래도 원래 사람끼리 죽고 죽이는 살벌한 시대에 싹튼 다도이므로 남성호르몬의 흔적은 여기저기에 남아 있다.

특히 다도의 도구가 그렇다. 다도의 진수는 양식미와 절제된 움직임에 있다고 생각한다. 다도 애호가는 아주 작은 도구에도 연연해한다. '수집광'이라고 할 정도로 찻잔이며, 차관, 숙우, 차시 등 모든 도구에 관심을 두는 것만 보아도 다도는 남성호르몬 수치가 높은 사람이 즐길 만한 취미라고 할 수 있다.

다도를 단순한 취미가 아닌 문화로 끌어올린 센리큐는 결국 히데요시에게 죽임을 당했다. 센리큐와 히데요시의 이야기는 대단히 흥미롭지만, 소박한 다도의 미학으로도 남성호르몬의 폭주를 막을 수 없었다고 하면 지나친 과장일까?

제2장

남성호르몬이 인생을 바꾼다

남성호르몬이 있기 때문에 '남자'가 되는 것이다!

'나는 남자다!'라고 자각하는 때는 언제쯤일까? 태아가 어머니 배 속에서 남성호르몬에 영향을 받으면 남자로 태어날 운명이 된다. 특히 태아 때부터 생후 반년에 걸쳐 남성호르몬이 대뇌에 작용하면 성격이나 사고, 사물을 바라보는 관점에 영향을 받는다고 한다.

막상 세상에 태어나면 생식기의 차이로 남자인지 여자인지 판단한다. 좋아하는 장난감이나 놀이는 남녀에 따라 당연히 다르지만 사춘기를 맞이할 때까지는 성별 차이를 그다지 인식하지 못한다. 하지만 열두 살이 지날 무렵부터 남자아이에게는 극적인 변화가 생기고 스스로도 성별을 자각하기 시작한다. 우선 정소(고환)와 음경이 커지면서 수염이 나고 목소리도 변한다. 그리고 몸이 근육질로 변하면서 남자다워지는 2차 성징을 맞이한다.

뇌 속에 있는 '시상하부'라는 곳에서는 '생식샘자극호르몬방

출호르몬'(GnRH. Gonado-tropin Releasing Hormone)이 분비된다. 이에 따라서 '뇌하수체'라는 호르몬 생산 공장에서 생식샘자극호르몬인 황체형성호르몬(LH. Luteinizing Hormone)과 난포자극호르몬(FSH. Follicle Stimulation Hormone)이 분비된다. LH는 정소에서 테스토스테론 분비를 자극하고, FSH는 정자를 만든다. 이러한 호르몬 때문에 정소는 점점 커지고 무게도 10g을 넘어선다.

남자는 남성호르몬이 분비되기 시작하면서 자신의 성별을 의식한다. 남성호르몬은 테스토스테론 이외에도 디하이드로테스토스테론(DHT. Dihydrotestosterone), 안드로스테론(androsterone), 안드로스텐다이온(androstenedione)이 있지만 테스토스테론이 주된 남성호르몬이다.

남성호르몬의 원료는 콜레스테롤인데, 남성호르몬인 테스토스테론은 고환(정소)에서 생산되는 것이 전체의 95%를 차지하며 나머지 5%는 부신에서 만들어지는 DHEA(Dehydro-epiandrosterone)이다. 따라서 다이어트나 채식 위주의 식사를 계속하면 콜레스테롤이 부족해서 테스토스테론의 분비가 줄어들 수도 있다. 또한 나이가 들면 테스토스테론과 DHEA도 차츰 감소한다.

남성호르몬의 발견과 연구

1931년 독일의 생화학자 부테난트(Adolf Butenandt) 박사가 남성호르몬인 안드로스테론을 최초로 발견했다. 그는 성호르몬(에스트로겐, 프로게스테론 및 안드로스테론)을 추출 정제한 연구 성과를 인정받아 노벨 화학상을 수상했다. 남성호르몬은 소량이지만 전신에 다양한 영향을 준다는 사실을 밝혀낸 공로이기도 하다.

그 후 남성호르몬의 역할뿐 아니라 감소에 따른 영향도 다각도로 연구했다. 1944년에는 미국의사회가 발간하는 계간지에 "여성갱년기는 나이가 들면서 필연적으로 발생하는 생리현상이지만, 남성갱년기는 나이가 들면서 생기는 병리현상이며, 남성갱년기 장애를 호소하는 환자에게 테스토스테론을 주사한 결과 급속히 증세가 호전되었다."는 내용의 획기적인 논문이 게재되었다. 미국 의학계는 남성호르몬의 감소가 전신에 미치는 영향을 꾸준히 연구했고, 태평양 전쟁이 한창일 무렵에는 남성호르몬과 남성갱년기 장애의 관계에 주목한 연구가 진행되었다.

전쟁 중인데도 미국에서는 이러한 연구가 추진되었다는 사실이 놀랍기도 하다. 아마 군인들의 건강관리를 위해 테스토스테론의 역할에 주목했기 때문일 것이다. 일본에서는 최근에 들어서야 남성갱년기나 남성호르몬에 대한 연구와 임상실험이 시작되었다.

남성호르몬의
주된 역할

남성호르몬 분비량은 10대 후반에 최고조에 이른다. 20대부터 30대까지는 하루에 약 14.3pg/ml(20대)~16.8pg/ml(30대)의 남성호르몬이 분비된다고 한다. 물론 이 양에는 개인차가 있어서 이보다 많은 사람도 있고 적은 사람도 있다.

흔히 남성호르몬(테스토스테론)은 정력과 연관 있다고 말하지만, 테스토스테론의 주된 역할은 우선 뼈나 근육을 크게 하고 남성 특유의 근육질 몸매를 만드는 데 있다.

또한 내장 지방이 붙는 것을 억제하거나 조혈 작용이나 동맥경화를 막아주는 역할 이외에 성욕이나 정자 형성에도 영향을 준다.

테스토스테론은 나아가 뇌, 전립선이나 음경, 혹은 모근에 있는 모낭에서 5α 환원효소의 작용 때문에 디하이드로테스토스테론으로 바뀐다.

디하이드로테스토스테론, 즉 DHT는 테스토스테론보다도

남성호르몬이 작용하는 조직

테스토스테론	디하이드로테스토스테론
뇌	정상피
뼈	정소상체
하수체	정관
신장	전립선
근육	음경
악하선	모낭
	피지선

더 강력해서 남성 기능이나 피지 분비, 체모의 발육을 촉진하는 역할도 한다. 테스토스테론과 DHT가 활동하는 장기를 위에 있는 표로 정리해보았다. 결국 남성다운 외모와 남성성을 형성하는 것이 바로 남성호르몬이다.

최근에 밝혀진 테스토스테론의 역할

테스토스테론은 정신적인 활동이나 노화를 관장하는 세포소기관인 미토콘드리아의 건강을 지키는 등 다양한 역할을 한다는 사실이 최근 밝혀졌다(제3장 참조).

따라서 테스토스테론이 줄어들면 성기능뿐 아니라, 판단력이나 기억력 등 인지 기능이 저하되며 기운도 없고 우울해진다. 근육량이 줄고, 내장지방이 늘며 뼈도 약해진다(골다공증).

이와 같은 테스토스테론 저하 현상은 체력뿐만 아니라, 성 기능이나 정신 기능에도 중대한 결과를 초래하기 때문에 새로운 생활습관병으로 주목받고 있다.

원래 호르몬이란?

호르몬의 어원은 그리스어인 'hormao'(자극하다)라는 말로, 1905년 윌리엄 베일리스(William Bayliss)와 어니스트 스탈링(Ernest Starling)이 세크레틴(secretin)을 처음으로 '호르몬'이라 표현했다. 생물학용어사전에 따르면 "특정 분비기관에서 분비되어 혈관을 통해 몸속으로 이동해서 다른 장기의 활성을 조절하는 물질로 저분자화합물이나 펩티드(peptide) 등 화학적으로 여러 가지가 있다."고 정의된다.

우리 몸에는 약 70여 가지 이상의 호르몬이 존재하며 이러한 호르몬은 혈액을 통해 온몸으로 전달되며 중요한 생명 활동을 조절한다. 호르몬을 만드는 기관을 '내분비관'(내분비선)이라고 하는데 뇌의 시상하부나 하수체, 갑상선, 부신, 췌장 그리고 성선(여성은 난소, 남성은 정소)이 여기에 해당한다.

호르몬은 몸 안의 다양한 곳에서 분비되는데 우선 뇌하수체 전엽에서는 성장호르몬이나 갑상선대사호르몬, 부신피질호르몬, 성선자극호르몬 등이 분비된다. 그리고 시상하부에서는 각종 뇌하수체전엽호르몬, 췌장에서는 인슐린이나 글루카곤, 난소에서는 난포호르몬과 황체호르몬이 각각 분비·저장된다. 이 밖에도 갑상선, 부신피질, 부신수질 등에서도 각종 호르몬이 분비되어 우리 몸과 마음이 잘 활동하도록 돕는다.

호르몬과 페로몬은
서로 다른 것?

'페로몬'(pheromone)이라고 하면 성적인 매력이나 본인의 의지와 상관없이 이성을 끌어당기는 신비한 힘이라는 이미지가 있는데, 페로몬이라는 말은 원래 그리스어인 pherein(운반하다)과 hormon(흥분시키다)이 어원이다.

페로몬이라는 물질은 《파브르 곤충기》에 보면 암컷 나방이 수컷을 유인할 때 사용하는 것으로 알려져 있는데, 1956년 칼슨(Arvid Carlsson) 박사와 남성호르몬을 발견한 부테난트 박사가 50만 마리나 되는 누에로부터 성유인물질을 약 20년에 걸쳐 추출해서 '봄비콜'(bombykol)이라고 명명했다. 그 후 여러 가지 성유인물질이 발견되었는데 이를 통칭해서 '페로몬'이라 부르기 시작했다.

페로몬은 '동물 개체에서 해방되어 동종의 타 개체에 특이한 반응을 일으키는 화학물질' 혹은 칼슨과 부테난트가 정의하였듯이 '특수한 화학 감각기에 의해 성적인 행동뿐 아니라 특이한 반응(행동이나 생리현상의 변화)을 일으키는 물질'을 말한다.

호르몬과 페로몬은 지극히 미량으로 효과를 발휘한다는 점에서 동일하다. 하지만 호르몬은 자신의 몸 안에서 분비되어 다른 장기에 작용하는 물질이며, 페로몬은 자기 이외의 누군가에게 작용하여 영향을 준다는 점이 다르다.

여성이 남성의 땀에 들어 있는 물질의 냄새를 맡으면 기분이 고조되고 심박 수가 올라가는 반응을 보였다는 연구 결과가 있다. 이는 안드로스타디에논(androstadienone)이 코티솔(cortisol) 레벨에 영향을 준다는 이론으로, 원리는 알 수 없으나 남성이 방출하는 물질이 여성의 기분이나 호르몬 체계에 페로몬과 비슷한 작용을 하는 것이라고 추측한다.

모험심이 발동하는
테스토스테론

남성적인 매력을 지닌 배우 하면 로버트 드 니로 같은 사람들이 가장 먼저 떠오른다. 남자다움을 결정하는 데는 목소리가 굵다든지, 근육질이라든지 하는 다양한 요소가 있지만, 가장 근본적인 남성다움, 즉 여성보다 남성 특유의 성정이라고 하면 역시 모험심이 아닌가 한다. 숲속 모험을 그린 그림동화《구리와 구라의 빵 만들기》를 비롯해서, 소설《15소년 표류기》《해저 2만 리》《신드바드의 모험》등의 작품을 보면 남자아이는 모험을 대단히 즐긴다.

일본에서 인기 있는 게임인 드래곤퀘스트 시리즈, 통칭 '드퀘'에 빠져 밤을 새고 출근했던 경험이 있는 사람도 많다. 이 게임 이름에서 '퀘스트'는 원정, 모험, 탐색이라는 뜻인데, 게임을 즐기면서 시련이나 모험을 찾아 역경을 헤쳐 나가는 영웅이 된 듯한 기분이 드는 것도 테스토스테론의 영향이 아닐까 한다.

모험이란 '성장'을 의미한다. 낯선 문화를 경험하거나 예상치도 못한 위기를 극복하고 남자의 심신이 성장하는 것이 세계문학의 큰 테마다. 베스트셀러였던 《연금술사》라는 교양소설도 모험을 다루었다. 소년이 미지의 세계를 모험하면서 자신의 정체성과 자신에게 가치 있는 것을 발견한다는 이야기다. 모험 중에도 그에게 마음을 주는 여성은 그를 기다린다.

이런 역할은 성별로 규정될 뿐이지 남성다움과 여성다움은 별개의 것이라고 주장하는 사람도 있을지 모른다. 하지만 여자아이는 《빨간 머리 앤》《말괄량이 삐삐》《소공녀》《작은 아씨들》《초원의 집》 등 자기 주변에서 실제로 일어날 수 있는 이야기를 좋아한다. 반면에 남자아이들은 《빨간 머리 앤》이나 《말괄량이 삐삐》에는 흥미가 없다. 남자아이들은 '슈퍼마리오'처럼 캐릭터가 밖으로 나가는 것을 선호하지, 자신의 집에 손님이 찾아오는 이야기에는 흥미가 없다. 한편 닌텐도의 인기 게임 〈어서 와요 동물의 숲〉처럼 집을 만드는 게임이 여자아이에게 인기인 것도 호르몬의 차이가 이유인지도 모른다.

남성호르몬과 공격성

일반적으로 남성호르몬은 공격성을 증가시킨다고 알고 있다. 감옥 안에 있는 흉악범은 남성호르몬 수치가 높다는 고전적인 연구 결과가 있고, 남성호르몬은 공격성을 높이고 결과적으로 반사회적인 경향을 조장한다는 생각도 있다. 하지만 최근 연구에서는 뜻밖에도 남성호르몬과 공격성은 직접적인 연관이 없다는 사실이 밝혀졌다.

또한 공격성은 다른 말로 하면 '경쟁'과도 상관있는데, 경쟁 후에 남성호르몬 수치가 높아지는 것은 그 경쟁으로 우위에 섰을 때만이다. 100미터 경주에서 1등을 한 아이는 '다시 한 번 달릴 수 있어.' 하고 자신만만하지만, 꼴찌를 한 아이는 경기에서 진 악몽의 시간을 빨리 잊고 싶어 한다. 극단적인 예이지만 그런 점에서 남성호르몬이 환경 적응력이나 경쟁 구도를 대하는 자세를 좌우할 수 있다. 한편 '몹시 분노한 상태'에 있을 때는 남성호르몬 수치가 높고 스트레스호르몬인 코티솔 수치가 낮다는 연구 결과도 있다. 반대로 남성호르몬 수치가 낮고 스트레스 수치가 높으면 우울할 때의 전형적인 호르몬 상태다.

상사에게 잘 대드는 젊은이는 테스토스테론이 너무 높기 때문인지도 모른다. 서둘러 결혼해서 아이를 낳게 하든지, 간단한 응급처치로는 세로토닌을 높여주는 간식을 권해보자.

모험심을 불러일으키는 테스토스테론과 달리 마음을 차분하게 해주는 '세로토닌'이라는 호르몬이 있다. 세로토닌은 좌선이나 요가, 기공 등 복식호흡을 하거나 명상을 할 때 증가하며, 다툼이나 시련, 모험에서 잠시 벗어나 마음의 평화와 충만함을 느끼게 해준다.

이처럼 인간의 뇌에는 수많은 호르몬이 분비되어 감정이나 행동에 영향을 미친다. 물론 테스토스테론 수치가 높다고 무조건 다 좋은 것은 아니다. 미혼 남성과 자녀를 둔 기혼 남성을 비교하면 후자가 테스토스테론 수치가 낮고 세로토닌이 증가하는 경향이 있다. 또한 미혼 남성이라도 아기를 안으면 남성호르몬 수치가 급격히 떨어진다. 즉, 아이를 키우는 아빠는 테스토스테론 수치가 너무 높아도 곤란하다는 얘기다.

총과 매운맛과 남성호르몬

《삼총사》라는 모험소설이 있다. 이 소설은 17세기 프랑스 루이 13세 때 협객으로서 입신출세하기를 꿈꾸며 파리에 온 청년 다르타냥이 아토스, 포르토스, 아라미스 삼총사와 협력해서 어려운 사건을 차례차례 해결하는 활약상을 그린 모험담이다.

아마 작가는 이야기에 등장하는 '총'을 손에 쥐는 것만으로도 남성호르몬 수치가 상승한다는 사실을 본능적으로 알았던 모양이다. 대결을 벌이는 삼총사의 모험담은 재미를 넘어 카타르시스를 불러일으킨다. '칼스버그'(Carlsberg)라는 심리학자는 학생 30명에게 마우스트랩 게임과 큰 총 중 하나를 선택하게 하고는 15분 후에 타액에서 테스토스테론을 측정하는 실험을 시도했다. 놀랍게도 총을 선택한 학생의 테스토스테론 수치가 더 높다는 결과가 나왔다. 총은 싸움을 연상시키고 무의식중에 공격성을 더해주기 때문인지도 모른다.

나아가 그 학생들에게 어떤 맛을 좋아하는지 물어보니 테스토스테론 수치가 높은 학생은 매운맛을 좋아한다는 사실도 알 수 있었다. 그것도 적당히 매운 것이 아닌, 화끈한 매운맛을 선호한다. 총과 매운맛도 테스토스테론과 관련 있는 것 같다.

공격적인 사람은 공격적이지 않은 사람에 비해 테스토스테론 수치가 높다는 점에서 테스토스테론이 공격성을 한층 높인다고 생각한다. 비단 폭력적인 다툼뿐 아니라, 체스 같은 두뇌게임을 할 때도 테스토스테론 수치는 상승한다. '테스토스테론이 공격성을 높이는 것'인지, 아니면 상대방이 싸움을 걸 때처럼 '공격성이 강해지는 상황이 되면 테스토스테론 수치가 높아지는 것'인지는 확실치 않다. 그보다는 테스토스테론이 공격성을 높이는 것이 아니라, 단순히 사회관계에서 지배자의 위치에 서고 싶고 남에게 복종하고 싶지 않은 마음이 테스토스테론 수치와 상관있다고 본다. 따라서 테스토스테론 수치가 높다고 해서 반드시 폭력적이지는 않다.

지도를 읽을 수 있는 남자

모험을 할 때 가장 필요한 것은 지도를 읽는 능력이다. 지도에 그려져 있는 2차원 정보를 실제 공간에 적용하는 데는 고도의 공간인지능력이 필요하며 여기에는 남녀 간에 차이가 있다.

초등학교 4학년, 6학년, 중학교 2학년을 대상으로 한 공간인지능력 연구에 따르면 남성은 여성보다 공간인지능력이 뛰어나다는 사실이 밝혀졌다.

또한 돌이 지난 아이들이 놀고 있는 모습을 관찰한 결과, 남자아이는 평균적으로 여자아이보다 어머니에게서 더 멀리 그리고 오래 떨어져 있다는 사실이 밝혀졌다. 이처럼 남성의 뇌는 거리와 방향을 인식하는 감각이 뛰어나다. 그렇다면 실제로 남성호르몬은 공간인지능력과 관계있는 것일까?

여기 흥미로운 연구 결과가 있다. 남성호르몬이 활약하려면 관련 있는 장기('표적 장기'라고 한다)의 세포에 '수용체'라고 불리는 특수한 단백질이 필요하다.

호르몬과 수용체는 마치 열쇠와 열쇠구멍 같아서 서로 딱 맞아떨어져야 소량이라도 충분히 제 역할을 발휘할 수 있다. 왓슨(James Watson)과 크릭(Francis Crick)이 DNA의 구조를 알아내자 '분자생물학'이라 불리는 학문 분야가 급속도로 발전했고, 호르몬과 수용체가 어떻게 작용하는지 많이 밝혀졌다.

그런데 남성호르몬에는 남성호르몬 수용체가 있다. 남성호르몬은 '안드로겐'이라고 하므로 남성호르몬 수용체는 '안드로겐 수용체'라고 한다.

안드로겐 수용체에 이상이 생기면 모양도 변해버리기 때문에 남성호르몬이 수용체와 제대로 융합하지 못할 때가 있다. 그 결과 비록 염색체는 남성일지라도 남성호르몬이 활약하지 못하기 때문에 외관은 여성이 되어버린다. 전문용어로는 '정소성여성화증후군'(testicular feminization syndrome)이라고 하는데 이 병에 걸린 실험용 쥐를 이용해 공간인지능력(미로를 통과하는 학습능력)을 조사해보면 역시 보통 쥐보다 미로를 통과하는 시간이 오래 걸렸다.

여성 중에도 방향감각이 없는 사람이 많지만 남성은 방향감각이 부족하면 훨씬 곤란하다. 수렵을 하든 모험을 하든 자신이 있는 곳을 파악할 수 있는 능력은 수컷에게 매우 중요한 능력이기 때문이다. 반면에 여성은 보금자리를 만드는 데 집중하기 때문에 미지의 세계를 열어나가기보다 자신의 세계를 구축해간다. 그렇기 때문에 고도의 커뮤니케이션 능력을 요한다.《말을 듣지 않는 남자, 지도를 읽지 못하는 여자》라는 베스트셀러가 있는데 원래 말을 듣는 것은 여자, 지도를 읽는 것은 남자가 맡은 역할이다.

인지와 약지
어느 쪽이 더 길어?

호르몬은 손가락 길이와도 관계가 있다. '인지보다 약지가 더 긴 아이는 수학, 인지가 더 긴 아이는 언어 시험에서 각각 더 높은 점수를 올리는 경향이 있다'는 연구가 보고된 적이 있다. 지금까지의 연구 결과에 따르면 약지와 인지의 길이 차이는 학력이나 인식능력, 성격 혹은 운동신경 등과 상관있다고 한다.

그 이유는 손가락 길이가 태아기에 영향받은 테스토스테론과 여성호르몬인 에스트로겐의 양으로 결정되기 때문이다. 테스토스테론에 대량으로 노출되면 약지가 인지보다 더 길고, 에스트로겐에 노출되면 그 반대라고 한다.

한편 바스대학(University of Bath)의 브로스난(Mark Brosnan) 박사 팀은 태아의 뇌 역시 이런 호르몬의 영향을 받아 발달한다고 말한다. 그래서 테스토스테론이 많으면 수학적인 사고를 담당하는 부분, 에스트로겐이 많으면 언어를 담당하는 부분이 더 발달하게 된다고 한다. 즉, 손가락의 길이나 더 재능 있는 분야를 살펴보면 어머니의 배 속에서 받은 호르몬의 균형을 측정할 수 있다. 손가락으로 그 사람의 사고 유형을 알 수 있다니 흥미롭지 않은가?

여성의 손가락 길이는
호르몬과 관계있다?

약지의 길이는 운동신경과 연관이 있다. 런던대학 킹스 칼리지의 한 연구자는 《British Journal of Sports Medicine》에서 "여성의 약지 길이는 그 사람의 잠재된 운동신경을 나타낼 가능성이 있다."라고 발표했다.

조사는 영국에서 태어난 쌍둥이 여아(만 25세~75세) 총 607쌍을 대상으로 각각의 손가락 길이를 측정하고, 그때까지의 운동 성적과 손가락 길이의 관계를 비교하는 방식으로 이루어졌다. 이에 따르면 인지보다 약지가 긴 여성은 특히 테니스나 축구 등 날리는 경기에 적합하다는 사실이 밝혀졌다고 한다.

여성은 일반적으로 약지가 인지보다 짧거나 비슷한 길이지만, 남성은 약지가 더 긴 경우가 많다. 보고서는 약지와 인지의 길이를 비교하면 그 여성에게 있는 잠재된 운동신경을 조기에 찾아낼 수 있다고 주장한다.

킹스 칼리지에서 쌍둥이를 연구하고 있는 스펙터(Spector) 교수는 이 조사 결과를 언급하며 "그 이유는 현재로서는 정확하게 알 수 없다."라고 말한 후 "지금까지 진행된 연구를 보면 유전적인 영향도 있으리라 추측한다."라고 덧붙였다. 한편 남성의 약지와 인지의 길이는 그 남성의 성 능력, 음악 능력, 활동성을 나타낸다는 보고도 있다.

제3장

남성호르몬이 건강을 좌우한다

여성 안에 있는 남성호르몬
남성 안에 있는 여성호르몬

여성은 남성호르몬이 활발하게 분비되는 정력적인 남성을 좋아할까? 물론 그런 타입을 좋아하는 여성도 있다. 하지만 소극적이고 남성적이지 않은 사람을 좋아하는 사람도 있다.

이는 HLA(Human Leukocyte Antigen. 인체백혈구항원)와 깊은 연관이 있다. HLA는 가장 중요한 조직적합항원의 하나로 백혈구에서 혈액형과 같은 것이다.

물론 백혈구 이외에도 존재하므로 일반적으로 'HLA'라고 부른다. HLA 항원 유전자는 제6염색체에 있다고 한다. 그 종류는 방대해서 예를 들면 A좌는 A1, A2, A3…A80, B좌는 B5, B703, C좌 등이 있고 그 조합은 수만 가지가 있다.

여성은 자신과 HLA 조직 적합성이 가장 먼 사람을 좋아한다고 한다. 그래야 근친상간을 본능적으로 피할 수 있기 때문이다. 여기에서 중요한 것은 바로 냄새다. 생물에는 각각 고유의 냄새가 있다. 여성은 자신과 냄새가 비슷한 사람을 싫어한다. 딸에게 자신과 냄새가 비슷한 남성은 아버지이고, 따라서 아버지를 싫어하는 것은 당연하다. 무엇보다 자기 DNA의 반은 아버지이므로 참을 수 없을 만큼 싫다고 느낀다.

하지만 인생의 어느 시점에서는 이 냄새를 참을 수 있다. 즉, 임신 기간 동안이다. 임신은 자기 안에 타인이 들어앉아 있는 매우 특수하고 예외적인 상태다. 원래는 거부반응이 나타나야 하지만 임신부는 별 탈 없이 지낼 수 있다.

아마 자신과 다른 성별과도 잘 어울릴 수 있도록 냄새와 관련된 감각이 바뀌는지도 모른다. 임신 전까지는 소원하던 딸과 아버지도 아기가 생기면 서로 만나는 것을 꺼리지 않는다. 이 또한 생명의 신비라고 할 수 있다.

물론 남성의 몸 안에도 여성호르몬이 존재한다. 남성호르몬과 여성호르몬은 매우 구조가 흡사해서 남성호르몬에서 여성호르몬이 만들어진다. 즉, 남성호르몬의 일부가 '아로마타스'(aromatase)라는 효소에 의해 여성호르몬으로 바뀐다. 이 효소는 폐경이 되어 여성호르몬이 만들어지지 않는 여성이라도 부신이나 지방에서 만들어진 남성호르몬을 여성호르몬으로 바꿔주는 중요한 역할을 한다.

여성호르몬은 '여성다움'의 특징인 몸의 부드러운 곡선이나 친절함과 연관이 있다는 이미지가 있지만, 생물학적으로는 뼈의 형성에서부터 언어능력, 나아가 조직 운영 능력에까지 폭넓은 작용을 한다. 남성호르몬이 사람을 '고독한 도전자'로 만들어 준다면, 여성호르몬은 사람을 '언변에 능한 조직원'으로 만들어 준다고 해야 할까? 이 둘의 차이를 수렵인과 농경인으로 비유해 표현해도 될지 모르겠다.

남성호르몬과 여성호르몬이 모두 많은 사람도 세상에는 존재한다. 이러한 사람은 남을 돌보는 것을 매우 좋아하는 여성적인 특징과 남이 하는 말을 일절 듣지 않는 남성적인 특징을 고루 갖추고 있다.

이런 특징을 지닌 사람이 왕년의 정치가 다나카 가쿠에이 씨다. 그는 굉장히 힘이 넘치고 활동적이며 기억력과 판단력이 뛰어난 데다 남을 잘 배려해서 '컴퓨터 달린 불도저'라고 불렸다.

사토 아키고 씨가 쓴 《나의 다나카 가쿠에이 일기》를 읽어보면 그는 남성호르몬과 여성호르몬이 모두 많은 사람이었다는 사실을 알 수 있다.

예를 들어 가쿠에이 씨는 종종 사람들을 불러 전골 요리를 먹었다고 한다. 당언히 그가 요리를 직접 했다.

"응, 이제 다 익었네. 어서들 먹게나."

그는 자리에 있는 사람 모두에게 고기가 잘 분배되도록 신경을 썼다. 그럴 때는 여성호르몬이 압도적으로 우세하다.

문제는 양념이다. 대범하고 남성적인 성격의 그는 간장이며 설탕을 대충 넣기 때문에 양념이 짜서 다른 사람은 도저히 먹을 수가 없었다고 한다.

남성호르몬이 많으면 소변을 농축하는 바소프레신 수치도 높아진다. 바소프레신을 생산하지 못해 연한 소변을 보는 '브래틀보로'(brattleboro)라고 불리는 쥐는 염분이 적은 음식을 먹는다고 한다.

반대로 남성호르몬 수치가 높으면 바소프레신 수치도 높아지기 때문에 짠 음식을 좋아하는지도 모른다. 어쨌든 다나카 가쿠에이 씨는 아직까지 많은 사람들에게 사랑받고 있다. 이는 남성호르몬과 여성호르몬이 왕성했기 때문일 것이다. 주로 회사 창업자에게 많은 타입이다.

또한 여성과 이야기할 때도 테스토스테론이 중요한 역할을 한다. 18세에서 40세 사이의 건강한 남성 30명을 두 그룹으로 나누어 한 그룹에는 100mg의 테스토스테론을 주사하고, 다른 그룹에는 테스토스테론이 들어 있지 않은 주사를 놓아 심리 테스트를 했다.

그 결과 테스토스테론 주사를 맞은 그룹은 맞지 않은 그룹에 비해 언어능력이 향상되었다. 맨체스터대학의 코코너 박사에 따르면 테스토스테론이 어느 수준 이상에 도달하면 언어능력이 향상된다고 한다. 하지만 앞에서 소개한 대로 극단적으로 테스토스테론이 높으면 반대로 언어능력은 낮아진다. 남성이 여성과 즐겁게 대화를 나누려면 적당한 테스토스테론이 필요하다.

남성호르몬과 여성호르몬 무엇이 다른가?

남성호르몬은 남성다운 몸매를 만들고, 이성적인 사고를 하도록 도와준다. 주요 남성호르몬은 테스토스테론이지만 이외에도 안드로스텐다이온, 디하이드로테스토스테론이 있으며 세 종류를 통틀어 '안드로겐'이라 부른다.

여성호르몬은 여성 특유의 몸매나 생리적 리듬을 관장하며, 에스트로겐(estrogen. 난포호르몬)과 프로게스테론(progesterone. 황체호르몬)의 두 종류가 있다. 에스트로겐은 배란을 준비하는 역할을 하며 생리가 끝날 무렵부터 배란 전에 걸쳐 왕성하게 분비된다. 프로게스테론은 배란 후에 분비되어 배란을 억제하는 역할을 한다.

남성의 몸 안에서도 여성호르몬이 만들어지며, 여성의 몸 안에서도 남성호르몬인 테스토스테론이 만들어진다. 그렇다면 이것들은 대체 어디에서 만들어지는 것일까?

여성의 경우 난소에서 남성호르몬을 만드는데, 실은 여성 몸 안의 남성호르몬은 여성호르몬에 비해 10배 이상이나 많다고 한다.

한편 남성은 몸 안의 남성호르몬을 여성호르몬으로 바꾸어 조달한다. 호르몬의 원료인 콜레스테롤에서 우선 디하이드로안드로스테론이 만들어진 후, 그것이 안드로스테론이 되고 남성호르몬인 테스토스테론으로 분비된다. 테스토스테론은 효소에 의해 '에스트라디올'(estradiol)이라는 여성호르몬이 된다. 남성의 몸 안에 있는 여성호르몬의 양은 여성에 비해 약 절반 정도다. 그러므로 남성호르몬과 여성호르몬은 남성과 여성 모두에게 중요하다.

남성호르몬의
새로운 발견

남성호르몬은 어떤 역할을 할까? 사실 주요 남성호르몬인 테스토스테론은 수많은 장기에 영향을 미친다.

또한 테스토스테론은 5α 환원효소에 의해 디하이드로테스토스테론이라는 더욱 강력한 호르몬으로 바뀌어서, 전립선이나 음경, 정소 등 성 기능과 관련한 장기에 영향을 준다. 또 디하이드로테스토스테론의 농도가 높으면 모낭이 쇠약해져서 대머리가 되어버린다.

남성호르몬은 다양한 역할을 한다. 근육이나 뼈를 만들고, 남자다운 몸매를 만들어주며, 나이기 성 기능에도 연관이 있다는 것은 누구나 다 아는 사실이다. 그뿐만 아니라 최근에는 인지 기능이나 혈관, 콜레스테롤에도 영향을 준다는 사실이 밝혀졌다. 이를테면 알츠하이머 환자에게 남성호르몬을 투여하면 증상이 호전되고, 생기가 되살아난다는 실험 결과가 있다.

최근에 또 한 가지 흥미로운 사실이 밝혀졌는데, 비만도 남성호르몬이 좌우한다는 사실이다. 남성호르몬이 줄면 살이 찌기 시작한다는 주장이다. 중년에 살이 찌는 것은 과식과 과음 때문이 아니라 어쩌면 남성호르몬의 감소 때문인지도 모른다.

여성의 경우 남성호르몬은 부신과 지방에서 분비된다. 지방이 많은 여성에게 리더 기질이 많은 것도 남성호르몬이 많기 때문이다. 이처럼 남성호르몬은 여성에게도 활력이나 생기를 더해준다.

남성호르몬과 통증

운동경기나 축제에 참가했을 때 극도의 긴장감이나 흥분 상태에 놓이면 다쳤거나 아픈데도 별로 통증을 느끼지 못했던 경험이 있는가? 전쟁과 같은 죽음을 각오한 극한상황을 그린 영화에서도 그런 장면이 많다.

통증에 대한 민감함은 복잡한 체계로 이루어져 있는데 여기에는 남성호르몬도 연관되어 있다. 수컷 참새의 상처가 난 다리를 뜨거운 물에 닿게 했을 때, 참새가 몇 도에서 다리를 움츠리는지 알아보았더니 통상 섭씨 51도가 한계였다. 그런데 참새에게 남성호르몬을 주사하면 섭씨 52도에서도 태연했다. 반대로 남성호르몬의 작용을 약으로 막으면 섭씨 48도에서도 반응했다.

많은 갱년기 남성들이 몸의 통증을 호소한다. 그것도 한군데가 아니라 여러 곳이 아픈데, 이런 통증은 남성호르몬을 보충해서 해결할 수도 있다. 남성호르몬이 통증에 대한 민감성에 영향을 주는지도 모른다.

남성호르몬이 많은 사람은 대머리가 된다?

남성호르몬이 많으면 대머리가 된다고 믿는 사람이 많다. 이런 항설은 눈썹, 속눈썹, 머리털의 발모가 남성호르몬과 관련 있다는 사실에서 유래했을 것이다.

하지만 이 얘기가 사실이라면 남성호르몬이 대량으로 분비되는 젊은 남성들은 사춘기에서 30대 사이에 모두 대머리가 될 것이다. 하지만 실제로 젊은 남성은 머리가 덥수룩하게 많으므로 남성호르몬만이 탈모의 직접적인 원인은 아니라는 사실을 알 수 있다.

단, 남성호르몬인 테스토스테론을 보다 강력한 디하이드로테스토스테론으로 변환하는 효소, 즉 5α 환원효소의 힘에는 개인차가 있으며 이 효소의 힘이 강한 사람은 디하이드로테스토테론이 모낭에 작용해서 탈모가 일어난다고 한다. 그래서 이 효소를 억제하는 약제가 남성호르몬과 관련한 대머리[남성형탈모증. 유전과 남성호르몬인 안드로겐 때문에 모발이 빠지는 대표적인 탈모 질환]에 효과적이라는 사실이 밝혀졌다. 5α 환원효소를 억제하는 성분은 강황(울금)이나 호박씨, 대두의 이소플라본(isoflavones. 여성호르몬인 에스트로겐과 유사한 물질)에도 들어 있다.

정년퇴직과
남성호르몬

일본의 한 주간지에 〈기다렸습니다, 정년퇴직〉이라는 연재 페이지가 있었다. 정년퇴직 후에 특이한 활동을 하는 사람들을 매주 소개하는 코너다. 정년퇴직은 제2의 인생이라며, 퇴직을 하면 이것도 하고 싶다, 저것도 해야지 하면서 벼르는 사람이 많다. 그래서 퇴직하자마자 직장 생활 때 못했던 취미를 매일 즐긴다. 하지만 대부분의 사람은 반년만 지나면 해보고 싶은 일이 바닥난다. 그러면 하나둘 좌절하기 시작한다.

집 안에서 뒹굴거나, 갑자기 고집스러워지고 안절부절못하는가 하면 기운도 없다. 이는 전형적인 남성호르몬 감소 현상으로 정작 본인은 아무렇지도 않지만 아내는 다르다. 지금까지 회사 일과 접대로 거의 집에 없던 남편이 늘 집에 있고, 하루 세 끼 밥까지 챙겨주어야 하니 짜증이 날 법도 하다. 남편이 집에 있는 상황이 스트레스가 되어 대상포진이나 불면증에 걸리는 아내도 종종 있다.

이는 오랫동안 함께 살아온 부부 모두에게 불행하다. 정년퇴직을 맞이했더라도 남성호르몬이 넘치는 사람은 활동적이고 적극적이어서 스스로 취미를 찾아 밖으로 나가거나 아내와 함께 골프를 즐기기 때문에 아내도 기뻐한다. 이런 경우 아내는 남편의 정년퇴직을 진심으로 환영할 것이다.

하지만 남성호르몬이 줄어든 사람은 의욕도 없고 집에서 빈둥거리며 텔레비전만 보니 천덕꾸러기로 전락하고 만다. 아내가 외출이라도 하려고 하면 "어딜 가? 나도 갈래."라고 말하며 따라붙거나 "나도, 나도."라는 말을 습관적으로 내뱉는 와시족[ワシ族. 정년퇴직 후 소일거리나 친구도 없고 생활 능력도 없이 아내가 가는 곳, 하는 것에 동행·동참하려는 남편을 비유한 말]이 된다. 이 같은 행동이 심해지면 요즘 유행하는 정년 이혼으로 치닫는 수도 있다.

남성호르몬이 떨어지면
정년 이혼?

"평생을 참고 살아왔어요. 이제 아이들도 다 컸으니 연금을 반으로 나누고 헤어지고 싶어요." 하며 이혼을 요구하는 아내들이 늘고 있다. 사실 나는 정년 이혼의 최대 원인은 평생 누적된 불만이라기보다 정년퇴직 이후 2,3년간의 생활이 아닐까 한다.

남성이 정년퇴직할 무렵 아내는 이미 갱년기가 끝나고 그야말로 갱년기 후의 삶을 즐기는 시기다. 아내는 친구들과 취미생활이나 여행으로 바쁘게 활동한다. 그 이유 중 하나는 여성호르몬이 줄어드는 대신 남성호르몬이 주도하는 행동 패턴으로 바뀌기 때문이다.

그렇다. 중년 여성은 활기에 차 씩씩한 모습을 곧잘 보이고 바깥 활동을 즐긴다. 갱년기가 지난 아내는 여러 면에서 달라졌다. 그런데 남편이라는 사람이 아침부터 밤까지 신문만 읽고 못마땅한 얼굴로 밥 아직 멀었냐고 소리만 지른다면 아내도 남편이 싫어질 수밖에 없다. 중년 아내들이 영화배우에 열광하고 그를 쫓아다니는 일은 사실 큰 문제도 아니다. 남편의 권위에 도전하기 시작하면 그때부터 진짜 문제가 생긴다.

가정도 어떤 의미에서 원숭이 무리와 비슷하다. 남성호르몬 수치가 가장 높은 아버지는 권위가 있기 때문에 "어이, 커피!" 하고 말하면 아내가 얼른 커피를 대령한다. 하지만 남편의 남성호르몬이 줄고, 오히려 아내의 남성호르몬이 더 많아지면 그때까지 의심의 여지가 없던 집안의 서열에 미묘한 변화가 생긴다.

"커피 정도는 스스로 끓여요!"

이런 태도 변화는 아무래도 호르몬에 따른 서열과도 관계가 있는 것 같다. 또한 아내 뒤만 졸졸 따라다니는 남편을 두고 일본에서는 '누레오치바'[濡れ落ち葉. 젖은 낙엽]라고 부르며 흉을 보기도 한다.

요즘 들어 아내가 커피 끓여주기를 거부한다면 남성호르몬을 한번 체크해볼 필요가 있다.

몸이 안 좋았던 것은
호르몬 저하 때문이다

인생에서 가장 남성호르몬 수치가 높은 시기는 20대이고 중년 이후가 되면 남성호르몬은 서서히 감소한다. 미국의 볼티모어와 보스턴에서 실시한 조사가 있는데 남성호르몬이 실제로 어느 정도까지 감소하는지 분석한 것으로 유명하다.

우선 볼티모어에서 실시한 연구는 미국의 국립노화연구소(National Institute on Aging)가 1958년부터 추적 조사하고 있던 지역 주민 중 20세 이상의 지원자 5,000명을 대상으로 한 것이다. 그들은 '노화에 따른 구체적인 신체 변화 및 질병과 그 원인'을 밝히는 것이 목적이었다. 등록자는 2년마다 혈액검사를 포함한 여러 가지 검사를 무료로 받고, 그 정보를 제공한다. 연구자가 이 가운데 목적에 맞는 정보를 손에 넣을 수 있는 시스템이 마련되어 있었다.

우선 노화와 테스토스테론 수치의 관계를 조사했다. 평균 연령 58.8세(22.5~91.3세)의 남성 890명을 대상으로 2년마다 테스토스테론 수치 변화를 추적 조사했더니 대상자들은 나이가 들면서 테스토스테론이 감소했으며, 특히 활성형인 유리 테스토스테론(free testosterone)이 더 급격히 감소했다. 그리고 건강한 젊은 남성보다 남성호르몬 수치가 낮은 사람의 비율은 60세 이상이 19%, 70세 이상이 28%, 80세 이상은 49%였다.

보스턴에서 진행한 연구는 1987년부터 1989년 사이에 일반인 중 무작위로 40~70세의 남성 1,709명을 선발하고 그들을 대상으로 혈중 호르몬 수치의 변화와 설문지로 점검한 건강상의 변화를 10년간 관찰한 것이다. 이 연구는 두 가지 중요한 사실을 밝혀냈다.

하나는 나이가 들면서 테스토스테론 수치는 저하되기 마련인데, 질병이 없는 건강한 사람은 나이를 먹어도 테스토스테론 수치가 높다는 것이다. 또 한 가지는 1987년에 비해 1997년에 조사한 테스토스테론 수치가 현저하게 저하되었다는 사실이다. 원인은 확실히 밝혀지지 않았지만 불규칙한 식생활, 운동 부족 등 생활습관의 변화, 비만, 만성질환의 증가, 생활습관병(성인병) 등의 영향이 있는 것으로 보인다.

모든 남성호르몬이 활동하는 것은 아니다

혈액 속에 존재하는 테스토스테론의 98%가 단백질과 결합되어 있다. 약 60%는 알부민과 느슨하게 결합되어 있지만 나머지 40%는 성호르몬결합단백(SHBG)이라는 단백질과 강하게 결합되어 있어서 실제로는 남성호르몬으로서 활동하지 못한다. 단백질과 결합하지 않은 2%는 '유리 테스토스테론'이라고 부른다.

남성호르몬으로서 실제로 작용하는 것은 유리 테스토스테론과 알부민과 결합한 남성호르몬이다. 이 둘을 '활성형 테스토스테론'이라 부르곤 한다. 나이가 들면서 SHBG는 증가하는 경향이 있기 때문에 테스토스테론 수치는 같을지라도 실제로 호르몬으로 활동할 수 있는 테스토스테론은 줄어든다.

일본의 국제의료복지대학 이와모토 교수 팀은 일본인 남성의 유리 테스토스테론 수치를 조사해서 그 평균치를 각 연령별로 산출했다. 이와모토 교수에 따르면 유리 테스토스테론은 실제로 줄어들고 있다.

남성호르몬의 양, 즉 테스토스테론과 유리 테스토스테론의 혈중 수치를 조사해봤더니 50대 중 12%, 60대부터 70대의 28%는 호르몬 수치가 상당히 낮다는 결과가 나왔다. 50대는 아직도 왕성하게 일할 나이인데 해당 연령의 남성 중 10% 이상이 남성호르몬이 줄어든 상태인 것이다. 매우 걱정스러운 결과가 아닐 수 없다.

남성호르몬의 감소와
남성갱년기

나이가 들면 남성호르몬이 감소한다고는 해도 사실 이를 잘 실감하지는 못한다. 기껏해야 성욕 감퇴나 ED(Erectile Dysfunction), 즉 발기부전 정도를 자각하며 생명에 큰 지장이 없다고 여긴다.

'괜찮겠지 뭐, 나도 이제 나이 들었으니.' 하는 식이다. 하지만 이는 크게 잘못된 생각이다. 남성호르몬은 성적인 부분에만 영향을 미치는 것이 아니다.

남성호르몬은 뜻밖의 부분에도 변화를 가져온다. 예를 들면 의욕 감퇴나 우울증, 근육통, 심근경색이나 뇌경색 위험 상승 등 얼핏 남성호르몬과는 상관없을 것 같은 신체 여러 부위에 영향을 미친다.

남성호르몬 수치가 저하되면 가장 먼저 의욕과 끈기가 없어진다. 예를 들어 도예를 좋아했는데 갑자기 아무것도 하기 싫어진다든지, 정성 들여 키우던 화분을 잡초가 무성해지도록 내버려두기도 한다. 악기 연주를 좋아했는데 악기를 만지는 것도 싫

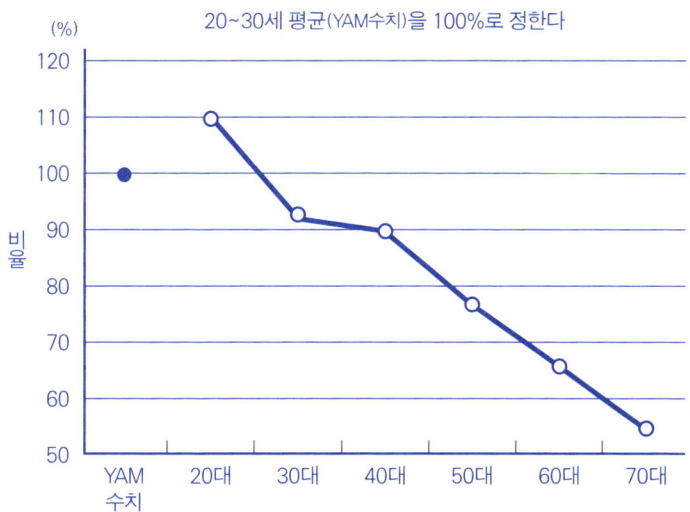

어하는 등, 매사가 귀찮아진다. 여기저기가 쑤시고 아프고 쉬 피로해지며, 잠을 설친다. 또한 화장실에 자주 가고 열이 나며 땀을 많이 흘린다.

근육통으로 정형외과에 가고, 두통 때문에 신경외과에 가보지만 가는 곳마다 이상이 없다고 한다. 그러다가 결국에는 비뇨기과를 찾는 사람들이 많이 늘고 있다. 검사해보면 남성호르몬 수치 저하가 모든 일의 원인이었던 것이다.

이처럼 40세 이후에, 그야말로 인생에 가장 충실해야 할 시기의 남성 몸에 이상 신호가 오는 것을 요즘에는 흔히 '남성갱년기'라고 부른다.

갱년기라고 하면 여성들만 걸리는 것처럼 생각한다. 여성은 갱년기가 폐경기 전후에 찾아오기 때문에 언제 어떻게 대비해야 할지 판단할 수 있다. 또 땀이 나온다든지, 몸에서 열이 나면 '아, 갱년기인가 보네.' 하고 인식한다. 하지만 남성갱년기는 언제 어떻게 시작될지 도무지 알 수가 없다. 옛날에 비하면 남성갱년기에 대한 이해도도 높아졌지만, '뭐라고? 내가 갱년기라고?' 하고 좀처럼 인정하지 않는 남성도 많다.

고대 이집트의
남성갱년기

남성갱년기를 둘러싼 논란이 어제오늘 시작된 것은 물론 아니다. 놀랍게도 기원전 고대 이집트의 로제타석[이집트의 로제타에서 발견된 석비의 일부]에 다음과 같은 문장이 남아 있다고 한다.

"매일 기운이 없어서 쉬고 있다. 눈이 침침하고 귀도 잘 안 들리고 심신이 피로하다. 기억력이 떨어져서 작년 일도 생각이 안 난다. 앉는 것도 일어나는 것도 마냥 성가시기만 하다."

여기서 묘사하고 있는 것은 그야말로 갱년기 증상이다. 그 옛날 이집트에서도 지금과 같은 고민을 호소하는 남성이 있었다는 것만 봐도 남성갱년기가 요즘 생긴 신종 질환이 아니라는 사실을 알 수 있다.

남성갱년기와 관련한 기록이 서양에만 있었던 것은 아니다. 동양의학에는 '신허'(腎虛)라는 말이 있다. 신(腎)은 소변을 만드는 신장을 말하는 것이 아니라, '몸에 있는 에너지의 중심'이라는 뜻이다. 즉, '신'이 허해진다는 것은 몸의 에너지가 고갈되었다는 것으로, 그로 인해 나타나는 병적 상태를 '신허'라고 표현했다. 무절제한 성생활로 힘이 빠진 상태를 '신허'라고 하는 것도 그런 이유인지도 모른다.

지압 요법에는 신허인 사람을 치유하는 '신유'(腎臟)라는 압점이 있다. 신수(腎臟)라고도 하는데 골반의 중앙에서 조금 위에 있다. 지압을 받으면 기분이 좋아져서 신이 치유된다고 한다.

또한 동서양을 불문하고 예로부터 40세를 전후로 몸이 안 좋아지는 남성이 많았다.

남성호르몬이 감소하면
남성갱년기!

얼마 전 심료내과(심신상관의 입장에서 내과 질환을 치료하는 진료 부문)의 소개로 한 환자가 왔다. 회사를 퇴직한 지 1년이 된 63세의 남성이다. 환자는 60세를 지난 무렵부터 감정 기복이 심해지고, 괜히 화가 난다고 했다. 직장에서는 열성적인 영업사원으로 무슨 일이든지 적극적이었다. 정력적이고 사교적인 성격이었기 때문에 퇴직하면 이것도 해야지, 저것도 해야지 하며 계획을 세웠다.

하지만 정작 정년퇴직을 하자, 매사가 너무 따분하고 좋아하던 골프조차 흥미를 잃어버렸다. 끈기도 없어서서 쉽게 포기하거나 타협하는 일이 늘었다. 그뿐 아니라 근육통과 만성피로 탓에 숙면을 취하지 못하자 피로가 갈수록 축적되었고, 한밤중에 화장실을 가는 횟수가 늘어 잠을 잘 이루지 못했다.

이렇게 매일 집에서 뒹굴뒹굴 하는 남편 때문에 부인도 골머리를 앓게 되자 그는 결국 병원을 찾았다. 그러나 어떤 진찰로도 특별한 이상이 발견되지 않았다. 여러 병원을 전전한 끝에 비뇨기과에 오게 된 것이다.

검사해보니 이 환자는 이미 남성호르몬이 상당히 부족한 상태였다. 진단 결과 환자가 겪은 여러 증상은 남성호르몬 저하에 따른 남성갱년기 때문에 나타난 것이었다.

남성갱년기 증상

남성호르몬 감소 때문에 생긴 증상은 크게 신체적 증상과 정신적 증상으로 나뉜다. 신체적 증상으로는 근력 저하, 근육통, 피로감, 발열, 발한, 두통, 현기증, 이명, ED, 아침 발기의 상실, 나아가 화장실에 가는 횟수가 잦아지는 빈뇨 현상을 들 수 있다.

정신적 증상으로는 건강에 대한 자신감 상실, 불안감, 우울, 집중력 저하, 기억력 및 성욕 감퇴 등을 들 수 있다. 여성갱년기와 상당히 유사하다. 이와 같은 증상이 있어도 자각하지 못하는 사람이 의외로 많다고 한다. 그냥 막연하게 몸이 안 좋다고 호소하는 사람도 있을 정도다.

본인보다 가족이나 주위 사람들이 이상을 감지하는 경우가 많은데, 예를 들면 취미나 운동을 최근 귀찮아서 하지 않는다든지, 업무 전화를 전처럼 걸지 않는다든지, 업무상 실수가 늘었다든지, 선잠을 자고, 덥지도 않은데 땀을 자주 흘린다든지 하는 것이다. 또 기분이 언짢을 때가 많고 별것 아닌 일로 주변에 화풀이를 하고 나중에 후회하는 일이 많다.

남성갱년기의 바로미터는 '잘 웃지 않는다.' '집중해서 신문을 읽지 못한다.' '잠을 잘 못 잔다.'와 같은 증상이다. 이 세 가지 증상이 있으면 비교적 심각한 남성갱년기일 가능성이 높다.

여성갱년기와 남성갱년기를 비교하면 여성이 훨씬 더 고통스럽지만 폐경이라는 시점이 있어서 어느 정도 예상이 가능하다. 큰 강가에 서 있어도 건너편에 뭍이 있다는 사실을 경험자들에게 들어서 알고 있다면 훨씬 덜 불안하다. 그리고 그 경험자들에게 도움을 받을 수도 있다.

무언가가 걱정되는 일이 있으면 여성은 친구나 자매에게 바로 연락해서 물어보곤 한다. 게다가 갱년기만 잘 넘기면 여성호르몬은 줄어들지만 남성호르몬이 우위를 차지해 오히려 더 건강해진다.

한편 남성호르몬 저하에 의한 남성갱년기는 말하자면 '해는 지고 갈 길은 먼 상황'이다. 해가 지려 하면 달릴 수 있을 때까지 달려가겠지만 완전히 어두워지면 그 자리에서 주저앉을 수밖에 없다.

여성갱년기는 대체로 시기가 정해져 있지만 남성갱년기는 누구에게나 증상이 나타나는 것도 아니며, 언제 어느 때 증상이 찾아올지 몰라 더 불안하다. 더구나 남성은 고민을 털어놓을 곳이 없기 때문에 도와줄 사람도 없다. 그래서 더욱 힘들다.

남성호르몬은 장수 제조기

닌텐도 게임기 위(Wii)에는 집에서 게임뿐만 아니라 운동도 즐길 수 있는 소프트웨어가 있다. 이를 이용하면 한쪽 발로 얼마나 오래 중심을 잡을 수 있는지로 건강 상태를 체크해볼 수 있다.

여러분은 요즘 의자에서 일어날 때 중심을 잘 못 잡는다든지, 한쪽 발로 중심을 잡으려고 하면 흔들흔들한다든지, 혹은 자기는 똑바로 걷는다고 생각하지만 지그재그로 걷는 일은 없는가? 이런 동작은 남성호르몬과 상관있기 때문에 호르몬이 감소하면 동작을 원활하게 할 수 없다.

의자에서 일어날 때 "에고고고…." 하고 무의식적으로 소리를 낸다거나, 뭔가를 잡고 일어나야 하는 상태가 계속되면 남성호르몬 수치를 체크해보는 것이 좋다.

남성호르몬은 근육량과 밀접한 관계가 있기 때문에 호르몬이 줄어들면 근육량도 줄어든다. 근육이나 뼈를 만드는 작용을 하는 남성호르몬은 몸의 골격을 유지하고, 산화스트레스(체내 활성산소가 급증해 신체 조직에 나쁜 영향을 주는 일)를 낮추어 세포의 노화와 암 발생을 막아주며 동맥경화 예방에도 도움을 준다. 물론 정신 활동의 활성화와도 연관이 있다.

남성호르몬 수치가 낮아서 여러 가지 문제가 일어나는 것을 의학적으로는 '성선기능저하증'이라고 한다. 특히 확실한 질병은 아니지만, 중장년층 환자의 경우 '후천성성선기능저하증' (Late-onset Hypogonadism)이라 부른다. 줄여서 'LOH 증후군'이라고 부르는 사람도 있다.

건강한 장수와 남성호르몬

중장년이 되면 집중력이나 의욕이 떨어지고, 쉬 피로해진다. 또한 인지 기능이 감퇴하여 동맥경화나 체지방 증가, 근력 저하, 빈뇨, 남성기능부전 등이 일어날 수 있다. 그동안 사람들은 대부분 이를 단순히 나이 탓으로 돌려왔다.

물론 나이 탓인 것은 맞지만, 남성호르몬 수치가 높은 사람은 나이가 들어도 이런 증상이 잘 안 생기므로 건강을 유지하고 장수하는 데에 남성호르몬은 대단히 중요하다.

앞에서 소개한 미국의 연구에서는 남성호르몬의 양으로 조사 대상 남성을 네 그룹으로 나누었는데, 가장 호르몬 수치가 낮은 집단은 암이나 뇌혈관 장애 등 다양한 질병으로 말미암아 여명이 짧다는 결과를 내놓았다.

도쿄대학 아키시타 마사히로 교수가 노인건강시설에서 실시한 연구도 실제로 남성호르몬이 높은 집단은 낮은 집단보다 장수하는 경향이 있다고 보고했다. 그리고 테스토스테론이 줄면 제일 먼저 당뇨병 같은 생활습관병이 생기고, 그 결과 뇌경색이

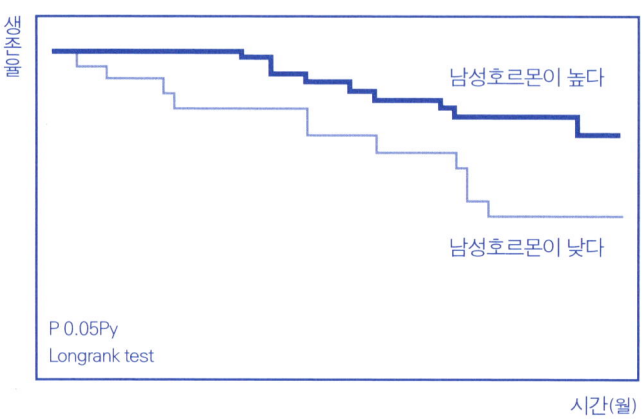

나 심근경색, 골절과 같은 심각한 장기 손상이 생기며 최종적으로는 인지증(치매)을 유발해 반신불수가 될 수 있다고 했다.

남성호르몬 감소는
우울증과 피로의 원인

 시대마다 대표적인 질병이 있다. 예를 들면 20세기 전반에는 결핵이었고, 제2차 세계대전 후에는 위암과 위궤양이 고도 경제 성장기에 만연했다. 요즘에는 우울증이 세대를 불문하고 심각한 문제로 부각되고 있다. 우울증은 누구나 언제든지 걸릴 수 있지만 실제로는 '감기'보다 오래가는 경우도 많아서 우울증을 어떻게 예방할지가 관건이다.

 직장에서 받는 스트레스나 과중한 업무량도 당연히 우울증과 연관이 있지만 같은 스트레스를 받아도 우울증에 빠지는 사람과 그렇지 않은 사람이 있다. 단 음식을 많이 먹어도 당뇨병에 걸리지 않는 사람이 있는가 하면, 건강에 주의하고 말았어도 당뇨병에 걸리는 사람이 있는 것과 마찬가지다. 일반적으로 질병에 걸리기 쉬운지 아닌지는 넓은 의미에서 '체질'이라고 말하는데, 의학적으로는 체질만 잘 알면 질병을 해결할 방법도 알 수 있다.

최근 남성호르몬 수치가 낮으면 우울증에 걸리기 쉽다는 사실이 밝혀졌다. 퍼스(Perth)에 있는 서호주대학에서는 71세부터 89세 사이의 노령 남성 3,987명을 대상으로 횡단연구[같은 시기에 서로 다른 여러 연령 집단을 대상으로 특정 자료를 수집한 후 이를 토대로 연령 집단을 서로 비교하는 연구법]를 실시했다. 우울한 심리 상태를 나타내는 GDS-15(15-item Geriatric Depression Scale)라는 평가 방법을 이용했는데, GDS-15 중에서 레벨 7 이상을 확실한 우울 상태로 본다. 또한 신체적인 기능을 살펴보기 위해 찰슨 인덱스(Charlson index)와 SF-36PCS(Physicial Component Summary score of the 36 item Short form Health Survey)를 사용했다.

그 결과 3,987명 중 203명이 우울증 진단을 받았다. 그들은 그렇지 않은 사람들에 비해 확실히 총테스토스테론과 유리 테스토스테론 모두 수치가 낮다는 결과가 나왔다. 게다가 학력과 흡연, 비만, 항우울증 치료 경험, 질병의 합병 빈도를 함께 검토하면, 유리 테스토스테론의 수치를 기준으로 집단을 넷으로 나누었을 때 제일 낮은 집단은 2.71배나 더 우울증에 걸리기 쉽다는 사실이 밝혀졌다.

또한 주로 고령자의 전립선암을 치료하는 방법 중 남성호르몬을 감소시키는 치료가 있는데, 이 치료를 시작하면 우울이나 불안을 나타내는 스코어(Beck's anxiety inventory, Beck's Depressive inventory)가 증가하기도 했다.

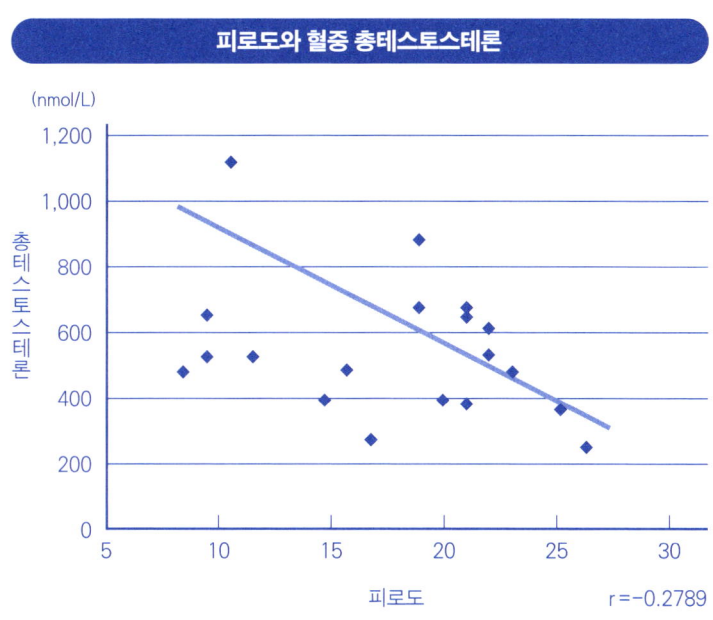

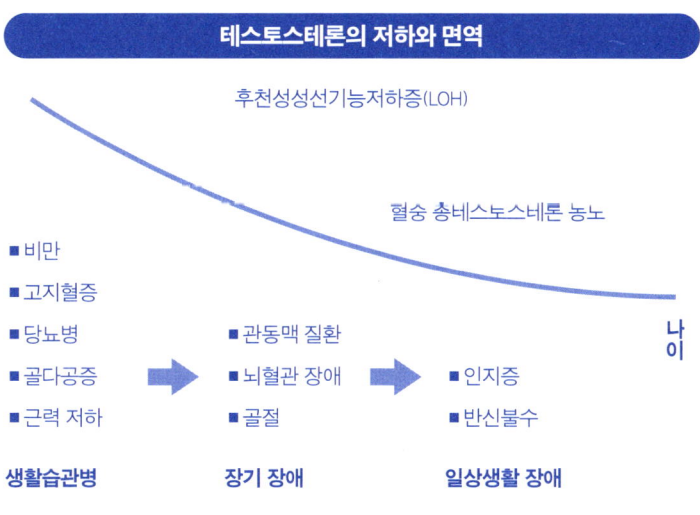

물론 우울증에 걸린 사람 모두 남성호르몬이 감소한 것은 아니지만, 남성호르몬이 감소하면 우울증에 걸리기 쉽다는 것은 분명하다. 누구든지 기분이 저하되거나, 기운이 없거나, 좌절하는 때가 있는데, 남성호르몬을 잘 관리하는 것만으로도 상태를 호전시킬 수 있다.

뇌에는 '선조체'[線條體. 미상핵과 피각의 총칭]라 불리는 부분이 있는데, 여기에 지금까지 경험해온 공포나 슬픔을 저장해둔다고 한다. 선조체에는 남성호르몬과 스트레스호르몬인 부신피질호르몬, 코티솔이 활동한다. 남성호르몬은 선조체가 활동하지 못하게 막아서 '여유로움'을 느끼게 해주는데, 남성호르몬이 줄고 코티솔이 늘면 잠들어 있던 불안과 슬픔이 깨어난다. 일반적으로 건강한 사람에 비해 우울증에 걸린 사람은 남성호르몬 수치가 낮고 코티솔 수치가 높다.

또한 남성호르몬은 피로와도 상관있다(105쪽 위 그림). 필자가 이끄는 팀의 연구에서도 남성호르몬이 낮으면 피로도를 나타내는 스코어가 올라간다는 사실을 알아냈다. 또한 에이즈 환자가 피로를 많이 느낄 때 남성호르몬을 보충하면 피로가 사라진다는 사실도 알 수 있었다.

혹시 남성갱년기?

여기까지 읽고 혹시 자신도 남성갱년기는 아닌가 생각하는 사람도 있을 것이다. 252쪽에 있는 문진표는 현재 전 세계에서 사용하고 있는 '남성갱년기증상측정도구'(AMS, Aging Male Symptoms score)이다. 신체 증상, 정신 증상, 성 기능 증상의 17가지 항목을 5단계 자가 평가로 기입한다.

합계 26 이상은 정상, 27부터 36은 가벼운 증상, 37에서 49는 중간 정도의 증상, 50 이상은 중증으로 의료기관에서 진찰을 받아볼 필요가 있다.

참고로 일본임상의학연구소의 구마모토 요시아키 교수가 일본인을 대상으로 취합한 데이터를 해석해서 만든 구마모토식 조사표가 있다. 이 두 조사표에는 차이가 있다. AMS 스코어는 증상의 중증도와 치료 효과를 판단하는 데 적합하고 신체 증상, 정신 증상, 성 기능 증상 중 어느 부분에 특히 문제가 있는가를 판단하는 데는 구마모토식 조사표가 효과적이다.

다만 AMS 스코어가 높다고 해서 남성호르몬 수치가 반드시 낮다고는 할 수 없다. 남성호르몬 수치는 사람마다 다르기 때문에 원래 수치를 모르면 판단하기 어렵다. 나중에 설명하겠지만 증상의 정도가 심하고 남성호르몬 수치가 낮으면 남성호르몬 보충요법으로 대부분 치료한다.

남성호르몬과 내장지방

남성호르몬이 충분히 분비되는 시기에는 근육이나 뼈가 건강한 상태이기 때문에 내장지방이 적고 다부진 체형을 갖춘다. 왕년의 스타 이소룡이 그 전형적인 예로 그는 지방이 전혀 없고 힘줄까지 보일 정도로 탄탄한 몸매를 지녔다. 그 정도까지는 아니라도 대부분의 남성은 20대까지 이와 비슷한 체형을 유지한다.

그러나 테스토스테론 수치가 점점 떨어지면 내장지방이 늘기 시작한다. 이는 우연한 일이 아니라 임상 자료로 나와 있는 사실이다.

반대로 남성호르몬이 낮은 사람에 남성호르몬을 보충해주면 내장지방이 줄고 근육이 늘어난다는 것도 입증된 바 있다. 110쪽 아래 그래프는 미국의 스나이더 팀이 실시한 연구 결과다. 남성호르몬을 보충하면 근육이 늘고 체지방이 준다는 사실을 알 수 있다. 다시 말해 남성호르몬이 줄면 내장지방이 늘어난다는 얘기다.

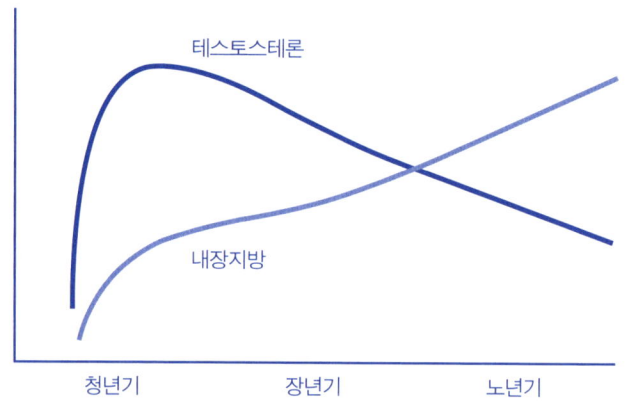

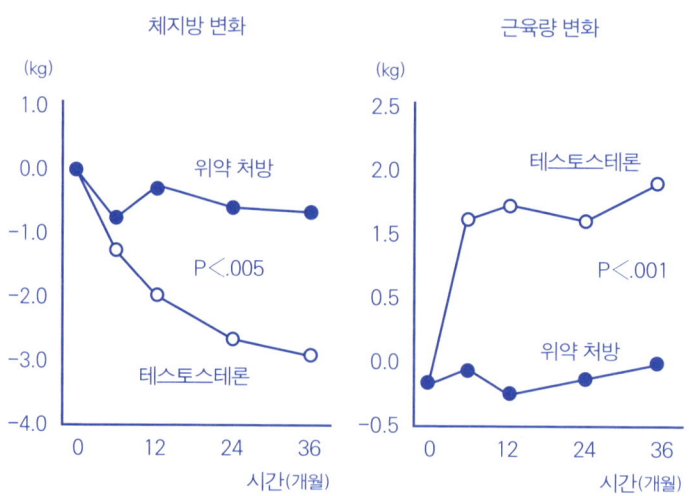

대사증후군과 남성호르몬

요즘 문제가 되고 있는 대사증후군에 걸린 대부분의 환자는 바로 중장년이다. 남성호르몬의 양이 저하되면 대사증후군에 걸릴 위험도 높아진다는 것일까?

'대사증후군'이란 내장지방의 양이 120제곱미터 이상에 혈압, 콜레스테롤, 혈당치 중 두 개 이상이 기준치를 넘는 상태를 말한다.

내장지방 면적을 측정하려면 CT 촬영을 해야 한다. 복부 둘레로 간단하게 확인해볼 수 있는데 남성이 85cm 이상, 여성이 90cm 이상일 경우 대사증후군을 의심해볼 수 있다.

대사증후군은 내장지방이 쌓여 있어야 생기므로 비만도를 보면 대략 측정할 수 있다. 비만도를 재는 BMI(몸무게÷(키×키))의 수치를 검사해보면 남성은 최근 20년간 연령대를 불문하고 비만자가 늘고 있다. 여성도 젊은 비만자는 늘고 있지만 고령자는 반대로 날씬해지고 있다. 이는 갱년기 이후 여성들의 건강 의식

비만 남성과 비만 여성 비율의 변화

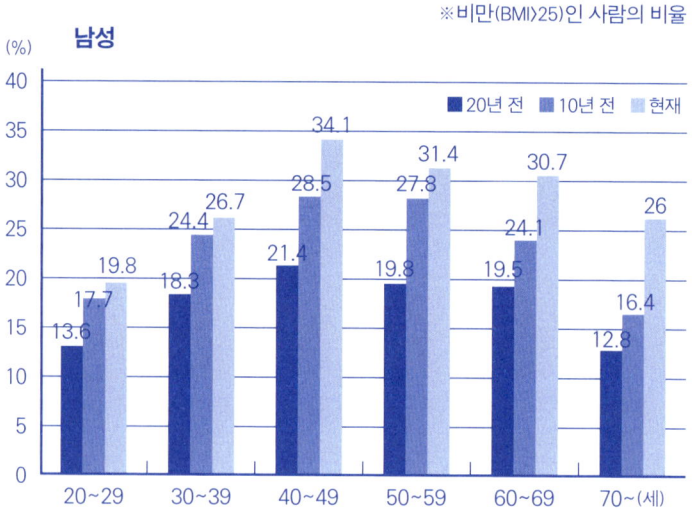

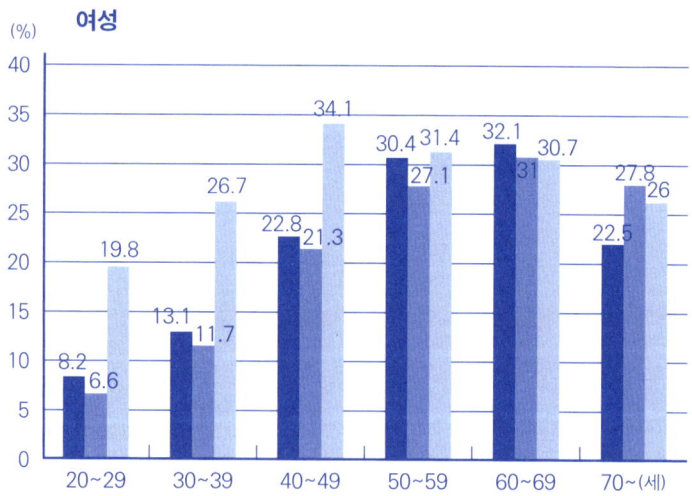

일본 비만 남성은 20년 사이에 1.5배로 증가

출처: 국민영양조사(일본, 2002년)

대사증후군은 왜 해로운가?

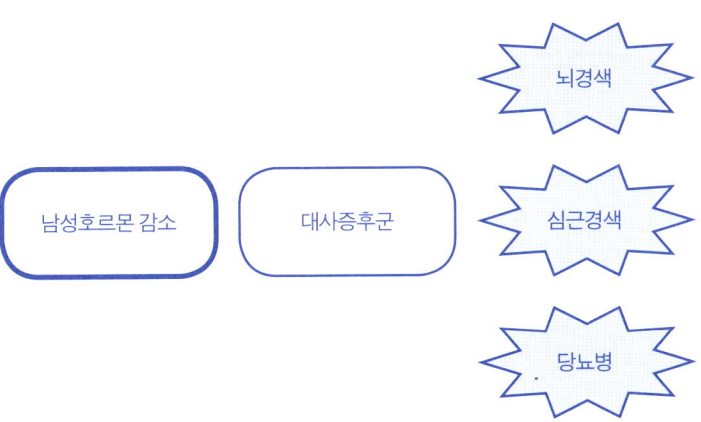

이 상당히 높아졌다는 사실을 대변하는 것일까?

여성 대사증후군이 의심되는 사람은 50대에도 5% 정도지만, 남성은 50대에 20%나 있고 잠재 환자를 합치면 50% 정도나 된다. 왜 대사증후군은 남성들에게 압도적으로 많은 것일까? 이 또한 남성호르몬과 밀집한 관계가 있다.

미국 캘리포니아 주 발레나(Ballena)라는 곳이 있는데 그곳 주민을 대상으로 비만과 남성호르몬의 관계를 20년간에 걸쳐 추적 조사를 한 적이 있다.

조사 집단 가운데 남성의 30%는 남성호르몬 수치가 낮았는데 그들은 다른 남성에 비해 사망률이 30% 높다는 결과가 나왔다. 더구나 남성호르몬 수치가 낮은 남성은 대사증후군에 걸릴 위험이 3배 높다는 결과도 발표되었다. 이 조사 결과에 따르면 대사증후군인 사람은 남성호르몬 수치가 낮다는 사실이 입증된 셈이다.

보스턴에서는 1,600명 이상의 남성을 17년간 조사했다. 그 결과 테스토스테론은 나이가 들면서 점차 감소하는데, 건강하지 못한 생활습관을 유지하면 감소 속도가 더욱 빨라진다는 사실이 밝혀졌다. 이런 경우라면 당뇨병에 걸리기 쉽고, 뼈나 근육, 성생활도 감소한다. 하지만 생활습관을 건강하게 바꾸면 테스토스테론이 감소하는 속도가 느려진다. 생활습관 역시 남성호르몬과 관련이 있는 것이다.

대사증후군에 걸리면 심장 질환이나 뇌혈관 질환 등 치료비가 비싼 질병에 걸리기 쉽다고 한다. 일본에서는 2008년 4월부터 지자체나 사업체가 대사증후군 검사를 실시하는 것이 의무화되었기에, 대사증후군인 사람이 많은 사업체는 보험료가 비싸질 우려가 있다(한국 지자체에서도 보건소의 인력과 시스템을 활용해 대사증후군으로 의심되는 주민들을 관리하고 있다).

대사증후군의
해결사는 운동?

체중을 줄이고 운동을 하는 것이 대사증후군 치료의 첫걸음이다. 운동 강도는 METs(Metabolic Equivalents, 대사당량)에 운동 시간을 곱한 것으로 측정하는데 이때 단위는 EX(excise)다. 일주일간 23EX가 권장 운동의 최저치다. 이는 매일 편도 20분 정도의 거리를 걷고, 나아가 일주일에 하루 한 시간 조깅을 하는 정도의 운동량이다.

어떤 사람들은 운동을 하면 무엇이 향상되는지 잘 이해하지 못한다. 대부분 운동으로 단순히 칼로리를 소모한다고 생각하지만 그것이 해신은 아니다.

운동을 하면 인슐린 저항력이 향상된다. 즉, 운동을 하면 섭취한 칼로리를 효과적으로 사용할 수 있다는 말이다. 운동을 하면 이처럼 혈당치가 낮아지는 것 이외에도 교감신경계의 흥분을 억제할 수 있다는 사실도 기억하자. 운동 후에 잠이 잘 오는 것은 몸이 피로하기 때문이기도 하지만 교감신경계의 흥분을 억제하기 때문이기도 하다.

그래서 일본에서는 최근 지자체가 중심이 되어 고령자를 대상으로 운동 교실을 열고 있다. 일본 후생노동성의 장수과학연구반 조사에서는 고령자의 남성호르몬 양이 운동 교실에서 운동하기 전과 후에 변화를 보였다. 운동 습관이 붙으면 남성호르몬도 상승한다는 사실을 알아낸 것이다.

그러므로 운동이 중요하다. 운동을 하면 남성호르몬이 증가하기 때문에 대사증후군을 개선할 수 있을 뿐 아니라 건강에 매우 좋다.

또 운동이 암을 예방한다는 연구도 진행되고 있다. 운동으로 치료 효과가 높아진다는 결과가 나와 있는 것만 봐도 운동 효과를 짐작할 수 있다.

남성호르몬 수용체가 없는 쥐는 대사증후군으로 우울하다

분자생물학의 발전과 함께 세포나 실험동물을 대상으로 특정한 유전자를 인위적으로 조작할 수 있게 되었다. 방대한 DNA 가운데서 원하는 유전자를 잘라내 다른 세포에 이식한 후 활동하게 한다. 유전자 교체와 클로닝[cloning. 미수정란의 핵을 체세포의 핵으로 바꿔놓아 유전적으로 똑같은 생물을 얻는 것] 기술은 분자생물학의 근간을 이루는 기술인데, 최근 더욱 발전했다.

몸속에서 활동하고 있는 유전자를 제거하거나, 원래 지니고 있지 않던 유전자를 DNA에 삽입하기도 한다. 예를 들면 신장만 움직이게 하는(생물학에서는 발현이리고 한다) 일도 가능하다. 이같은 유전자 조작 기술은 일단 선충 같은 원시적인 생물체로 실험해본 후에 쥐와 같은 포유류에 적용한다. 유전자가 조작된 동물들은 일종의 바이오 로봇으로 그동안 의학 발전에 큰 기여를 했다.

유전자 이식 마우스(transgenic mouse)는 자신에게 원래 없는 유전자를 이식해서 활동하게 하거나 원래 있던 유전자의 양을 몇 배로 늘릴 수도 있다.

2008년 노벨 화학상을 수상한 시모무라 오사무 씨가 발견한 녹색형광단백질 GFP는 평면해파리에게만 있는 유전자인데, 이 유전자를 이용하면 형광색으로 빛나는 쥐를 만들 수 있다. 또한 성장호르몬을 많이 분비하도록 설계한 쥐의 몸은 보통 쥐보다 배나 커졌다. 영화 〈쥐라기 공원〉에서처럼 공룡의 DNA가 잘 보전되어 있다면 공룡을 만들어내는 일도 이제 불가능한 일이 아니라는 얘기다.

물론 식물에도 이 기술을 응용하고 있다. 전에는 오랜 기간에 걸친 품종 개량을 통해 수확량을 늘리거나 병원균에 강한 작물을 만들었다면, 이제는 단기간에 만들어낼 수도 있다. 하지만 이러한 유전자 조작 식물은 자연의 산물이 아니기 때문에 먹기를 꺼리는 사람도 많다.

DNA에서 특정 유전자만을 제거하는 기술도 있다. 이 기술을 써서 얻은 쥐를 '녹아웃 마우스'(knockout mouse)라고 부른다. 예를 들면 성장호르몬 수용체 유전자를 없애버린 녹아웃 마우스는 몸이 표준치보다 작다. 이 기술로는 어떤 유전자가 몸 안에서 어떤 작용을 하고 있는지, 그 유전자가 없어지면 어떤 변화가 일어나는지를 알 수 있다. 덕분에 질병을 치료하는 약품 개발에 대단히 효과적이다.

옛날에는 특효약이 없는 병에 '한번 이 약을 투약해보자, 어쩌면 효과가 있을지도 몰라.' 하고 생각하는 사람들이 있었다. 하지만 이처럼 주먹구구식으로는 약효를 평가하기가 어렵다. 게다가 부작용이 일어날 가능성도 있기 때문에 윤리적으로도 용납할 수 없다.

지금은 녹아웃 마우스 같은 유전자 조작 동물을 이용한다. 인간과 비슷한 병리학적 특징이 나타나도록 조작한 녹아웃 마우스를 이용해 질병의 원인을 분자 단위에서 규명하고 효과적인 약제를 찾아가는 방법을 취하고 있다. 필자도 녹아웃 마우스, 유전자 이식 마우스를 연구에 이용하곤 하는데, 그 역할을 알 수 없던 유전자를 녹아웃했을 때 사람의 질환과 같은 증상이 나타나 놀라곤 한다.

이와 같은 유전자 이식 기술, 녹아웃 기술 등의 기초 기술을 만든 사람들에게는 노벨 생리의학상이 주어졌다. 다만 이와 같은 '유전자 조작'은 어디까지나 연구를 위한 것이며 사람 혹은 영장류에 응용하는 것은 의학적·사회윤리적 차원에서도 신중히 검토해야 함은 말할 나위도 없다.

사설이 길었지만, 이러한 유전자 조작 기술을 이용해서 남성호르몬 수용체가 없는 쥐를 도쿄대학의 가토 시게아키 교수가 만들어냈다. 이 수컷 녹아웃 마우스는 남성호르몬의 양이 충분하지만 수용체가 없기 때문에 남성호르몬이 활동하지 못한다.

말하자면 와인 병이 있어도 병따개가 없어서 열지 못하는 상태라고나 할까.

　흥미롭게도 이 쥐는 성기가 충분히 발달하지 못하고 내장지방이 가득한 상태가 되었다. 또 쥐는 원래 사교성이 많은 동물인데 사교성을 잃어버리고 우울증에 걸려 몸을 잘 움직이려고 하지 않았다. 이처럼 임상 실험 결과나 분자생물학적 근거에 의하면 남성호르몬이 충분하지 않을 때 대사증후군에 걸린다는 사실이 명확해진다.

남성호르몬 수치는
타액으로 알 수 있다!

남성호르몬 수치는 혈액검사로도 알 수 있지만 요즘에는 타액으로 간편하게 측정하는 검사 키트가 개발되었다. 남성호르몬의 주성분인 테스토스테론은 혈액 속에서 단백질과 결합되어 있기 때문에 전체의 일부밖에 활성화하지 않는다. 실제로 활동하는 것은 전체의 30% 정도이므로 혈액 속에 있는 남성호르몬을 전부 측정해도 별 의미가 없다. 활성 상태인 30%의 남성호르몬, 혹은 단백질과 결합한 남성호르몬을 측정해야 활동하고 있는 남성호르몬의 양을 제대로 측정할 수 있다.

물론 선천적인 원인이 있거나 정소가 없는 등 극난적으로 남성호르몬이 줄어든 경우라면 전체 호르몬 양과 활성 호르몬 양 모두가 줄어들었기 때문에 테스토스테론의 전체 수치만을 조사하면 된다. 그러나 중장년 이후에 남성호르몬 수치를 조사할 때는 활성화한 남성호르몬, 혹은 유리 테스토스테론을 측정할 필요가 있다.

다만 혈액에서 정확하게 이를 측정하려면 상당한 비용과 시간이 걸린다. 현재 일본의 건강보험 범위 안에서 측정할 수 있는 남성호르몬은 테스토스테론의 전체 수치와 유리 테스토스테론 수치인데, 유리 테스토스테론 수치는 간편한 방법으로 측정하기 때문에 정확하게 측정해서 얻을 수 있는 수치의 약 10분의 1에 지나지 않는다.

따라서 일본의 데이터는 국제적으로 통용되지 않았다. 의학 데이터가 국제적으로 통용되지 않으면 연구자가 모이지 않아 해당 연구는 발전하지 못한다. 이것이 일본의 남성호르몬 임상 의학이 다른 나라보다 뒤처진 큰 이유 중 하나라고 할 수 있다.

몸속에 있는 호르몬은 오로지 채혈만으로 측정하지만, 타액이나 소변에도 호르몬이 포함되어 있다. 예를 들어 임신하면 태반에서 다량으로 생산되는 사람융모성성선자극호르몬(human chorionic gonadotropin)을 소변으로 측정해 임신 검사를 한다. 남성호르몬은 타액으로 간편히 측정할 수 있다. 타액으로 측정한 테스토스테론 수치는 혈액에 있는 유리 테스토스테론 수치와 거의 같다. 활성형 테스토스테론과도 깊은 연관이 있어서 채혈로 재는 유리 테스토스테론 수치보다 정확하게 실제로 활동하는 남성호르몬의 양을 측정할 때도 있다.

타액에 있는 테스토스테론은 안정적이어서 상온에서 보존해도 하루 이틀 정도는 괜찮고, 혈액처럼 의료 폐기물로 처리할 필요도 없다. 따라서 의료 현장뿐 아니라, 지역 주민 조사나 회사 같은 곳에서 남성의 심신 건강을 체크하는 데 효과적이다. 아직까지 측정 기관이 적지만 필자의 연구실에서도 향후 건강보험 승인을 위해 준비 중이다.

중요한 비즈니스 결정은
호르몬 수치가 높은 아침에!

필자의 연구실에서는 대기업에 근무하고 있는 건강한 남성을 대상으로 아침부터 밤까지 두 시간마다 타액 속의 남성호르몬을 측정해보았다.

두 시간마다 하는 채혈은 꺼리는 사람이 많지만, 타액을 추출하는 데는 많은 사람들이 협조해주었다. 이 역시 타액 검사의 또 다른 장점이다. 대상은 현재 특별히 병원 진료를 받지 않는 건강한 사람들이었다.

20~30대의 남성호르몬 수치는 아침에 높고 밤에 낮아지는 경향을 보인다. 이와 같은 현상을 호르몬 수치의 '일내변동'[하루 안에 측정치가 변하는 현상]이라고 한다. 남성호르몬 이외에도 부신피질자극호르몬(ACTH)이나 부신피질호르몬(코티솔)도 아침에 높아지는 경향이 있다.

자세히 보면 남성호르몬은 점심 식사 후에 조금씩 올라간다. 60대 이상인 사람은 남성호르몬이 오히려 아침에 내려가고, 점

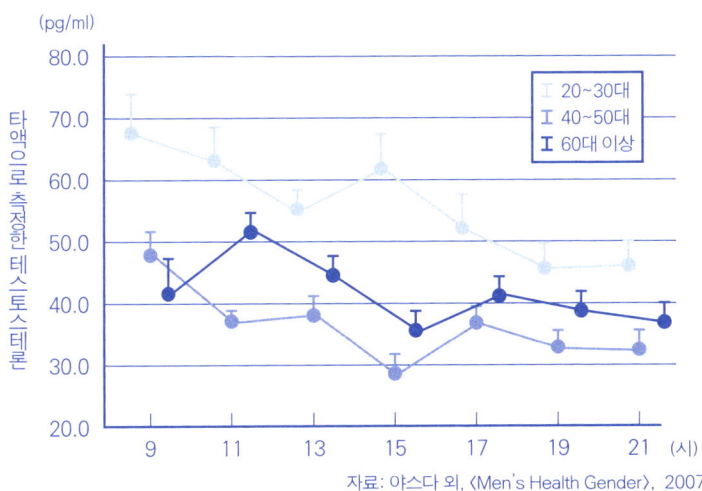

자료: 야스다 외, 〈Men's Health Gender〉, 2007

심때쯤 약간 올라가지만 일내변동은 그다지 크지 않다. 일반적으로 나이가 듦에 따라 호르몬 수치의 일내변동은 줄어든다.

또한 저녁부터 밤 사이에 내려가는 남성호르몬 수치는 밤 10시경부터 1시에 걸쳐 올라간다. 그래서 수면을 잘 취하지 못하면 남성호르몬이 재생되지 않으므로 이 시간에 숙면을 취하는 것이 중요하다.

그런데 제1장에서 언급했던 주식딜러와 남성호르몬의 관계처럼 남성호르몬 수치가 높을 때는 결단력이 있으며 집중을 더 잘할 수 있다고 한다. 그러므로 무슨 일이든 남성호르몬 수치가 높은 새벽에 집중해서 잘할 수 있다.

젊은 독자들을 위한 비즈니스 관련 서적 중에는 《능력 있는 남자는 이것이 다르다》라든지 《생활습관이 행운을 부른다》와 같은 제목의 책이 넘쳐나는데, 어느 책을 보아도 '아침 시간을 유효하게 사용하라'고 쓰여 있다. 남성호르몬 수치가 높은 아침이야말로 중요한 판단을 하기 좋다는 사실을 몸소 체험한 사람들이 책을 쓰기 때문이다. 모넥스(Monex) 증권의 마쓰모토 오오키 사장도 자신의 블로그에 "옛날부터 나는 중요한 일을 저녁에 결정하지 않는다. 인생에서 중요한 결단은 늘 밝은 태양 아래서 한다."라고 적은 바 있다.

40~50대의 남성갱년기

그렇다면 문제는 40대와 50대다. 나이로만 보면 이들은 60대보다 남성호르몬 수치가 높아야 하지만, 아침에 일어난 직후가 아니면 60대보다 수치가 낮다. 특히 오후에는 심하게 떨어져서, 오후 3시경에 회의를 할 때면 뭔가를 결정하기가 힘들다.

이른바 남성갱년기 장애로, 실제로 남성호르몬 수치가 낮은 '성선기능저하증후군'으로 진단받은 사람의 남성호르몬 일내변동을 그렇지 않은 40~50대의 일내변동과 비교하면 남성호르몬의 양은 다르지만 변동 추세는 매우 비슷하다.

이 지표는 40~50대의 남성호르몬이 줄어들고 있는 사실을 분명하게 보여준다. 또한 남성갱년기 장애를 일으키는 성선기능저하증, 즉 남성호르몬 저하증은 극단적인 증상이 아니라 건강하다고 스스로 생각하는 중년들도 사소한 계기로 걸릴 수 있는 것이다.

이 상황이 본인과 자신의 가정, 나아가 회사나 조직에 미치는 영향을 생각하면 요즘 중년 남성의 남성호르몬에는 빨간 불이 켜져 있다고 볼 수 있다.

남성호르몬 수치 저하의 최대 원인은 스트레스였다!

무엇 때문에 남성호르몬이 줄고 있는 것일까? 대표적인 원인으로는 스트레스가 있다. 인간이 스트레스에 반응하는 신체적·심리적 기제는 교감신경과 부교감신경이 관련되어 있다.

대개 스트레스를 받으면 눈을 크게 뜨고 닭살이 돋는다. 손에 땀이 차고, 식은땀이 나면서 입안이 바짝 마른다. 심장박동은 빨라지고, 소변을 보고 싶어지기도 한다. 모두 교감신경이 우위가 될 때 생기는 증상이기도 하다. 이러한 일시적 스트레스뿐 아니라, 만성적인 심리적 스트레스도 그 원인일 때가 있다.

번화한 시내 한복판을 걸어가야 한다고 치자. 주변 상점에서는 광고 음악소리가 울려퍼지고 거리는 오가는 사람들로 빈 곳을 찾기 힘들 지경이다. 이런 거리라도 20대는 별로 스트레스를 느끼지 않고 인파를 헤치고 걸을 수 있다. 아니, 오히려 마음이 설렐지도 모른다. 그러나 60대나 70대가 그 주변을 걸으면 어떻게 될까?

사람도 많지만 수상한 호객 행위도 있고, 네온사인이나 자동차, 화장품 가게에서 흘러나오는 음악도 있다. 나이 드신 분이 이런 곳을 걸으면 몹시 피로를 느낄 것이다. 이런 상황에서도 교감신경이 활성화한다.

이처럼 스트레스가 바로 해결되지 않을 경우에는 교감신경이 우위인 상태가 몸속에서 계속된다. 그때 몸 안에서는 우선 혈관의 평활근(내장의 벽을 구성하는 근육)이 긴장해서 혈압이 올라간다. 그리고 내분비 장기인 부신피질에서 스테로이드호르몬(코티솔)이 나온다.

스테로이드호르몬은 탄수화물 대사를 하는 인슐린의 작용을 막기 때문에 혈당치가 올라간다. 결과적으로 당뇨병이 발생하기 쉽다. 교감신경이 우위일 때는 수면을 취할 수 없고, 원래 수면 중에는 혈압이 떨어지는데 잘 내려가지도 않아 야간 고혈압이 된다.

좀 더 생각에 잠기기라도 하면 눈이 더 말똥말똥해진다. 결국 산화스트레스(제5장 참조)가 너무 많아지고 과식 때문에 비만으로 이어진다. 또한 남성 발기에는 부교감신경의 활성화가 필요하므로(190쪽 그림 참조), 교감신경이 우위인 상태라면 ED나 아침 발기가 없어진다.

테스토스테론과 코티솔

남성호르몬은 원래 부교감신경의 지배를 받는다. 부교감신경은 식사하거나 섹스를 하는 등, 뭔가 즐거운 일을 할 때 우위에 있다. 남성호르몬은 정소에서 나오지만, 가장 첫 지령은 대뇌의 시상하부가 내린다.

우선 제1단계 지령이 내려지면 뇌하수체에서 다음 지령이 내려지는 시스템인데, 스트레스를 받으면 호르몬을 생산하지 말라는 지령으로 바뀐다. 즉, 테스토스테론이 만들어지지 않는다. 따라서 남성호르몬이 줄어들 때는 우선 그 원인을 제거할 필요가 있다.

스트레스로 인한 테스토스테론이 감소하면 스트레스호르몬인 코티솔이 늘어난다. 코티솔은 선조체에 작용해서 우울증이나 슬픔의 정도, 즉 우울한 상태를 조장한다.

쥐를 바늘로 찔러 스트레스를 주면 처음에는 통증이나 자극에서 벗어나려고 흥분해서 움직이지만, 반복해서 장시간 자극을 주면 어느새 침착해지고 전혀 움직이질 않는다. 이런 상태도 일종의 우울증으로 보인다.

이때 남성호르몬이 줄고, 활발하게 움직이지 않아도 교감신경은 긴장하며 스트레스호르몬 코티솔이 분비된다. 우울증은 보기와는 달리 내면에 큰 긴장을 안고 있다는 사실을 이해해야 한다.

테스토스테론 보충요법

남성호르몬의 양이 감소하면 어떻게 해야 할까? 우선 줄어든 테스토스테론을 보충하는 방법이 있다. 미국에서는 테스토스테론 보충요법 처방이 2002년에 200만 건을 넘었다.

미국에서는 의사 처방전을 몇 번이나 쓸 수 있기 때문에 많은 사람들이 테스토스테론 보충요법을 처방받고 있다. 또한 2000년과 2003년을 비교해보면 처방이 약 두 배로 늘었기 때문에 현재는 500만 건도 넘었을지 모른다.

그에 비해 일본에서 테스토스테론 보충요법을 처방받는 사람은 약 2만 명으로 미국보다 100배나 적다. 아시아 각국을 비교해보아도 한국이나 싱가포르, 말레이시아에 비해 일본에서 치료를 받는 사람의 수는 극단적으로 적다. 그 뒤에는 사회적인 이유가 있다.

우선, 미국에는 정년퇴직 제도가 없다. 나이를 이유로 고용계약을 파기하는 것을 차별로 인식하므로 종신 고용제가 원칙이다. 물론 나이가 들어 주어진 업무를 수행할 수 없게 되면 즉시 해고된다. 어제 일을 잊어버리거나 지금까지 잘 들던 짐을 운반할 수 없거나 하면 바로 해고다. 즉 자신의 업무 실적을 제대로 수행해야 고용 관계를 지속할 수 있기 때문에 살아남기 위해서는 그에 상응하는 대책이 필요하다. 그러므로 체력이 떨어지거나 근력이 쇠약해지고, 집중력이 떨어졌다고 느낄 때는 남성호르몬 수치를 체크해서 낮으면 보충해둔다.

앞으로 소자고령화(출산율이 떨어지고 노인 인구가 늘어나는 사회 현상) 시대를 맞이해 일손을 확보하기 위해서는 정년퇴직을 고수할 수만은 없을지도 모른다. 체력은 물론 머리를 활성화해서 업무에 적극적으로 임하기 위해서는 남성호르몬 보충이 효과적이다.

테스토스테론
보충요법의 효과

테스토스테론 보충요법을 시작하면 처음 진단받을 때 표정이 굳어 있던 사람도 다음 진찰에서는 웃는 여유를 보인다. 마음에 여유가 생겨서 직장에서도 적응을 잘하고 긍정적으로 태도로 바뀐다. 몸의 통증이 사라지는 것과 마찬가지로 집중력이 나빠 읽지 못했던 신문이나 작은 책자도 눈에 들어오고, 복잡한 업무를 처리하려는 마음도 생긴다.

"흑백이던 세상이 컬러가 된 것 같다."라며 기뻐하는 사람도 있다. 홍조 현상이 개선되고 잠을 잘 잔다는 사람도 있다. 그러고 보면 고등학교나 대학 시설 인생에서 남성호르몬이 제일 많이 넘쳐날 때는 자도 자도 잠이 부족했다. 분명 남성호르몬은 잠을 잘 자게 해주는 역할도 하는 것 같다. 어떤 환자는 아침에 발기를 다시 경험하면서 남성으로서의 자신감을 되찾기도 한다.

일본비뇨기과학회와 남성의학을 연구하는 일본맨즈헬스의 학회가 발간한 《가령 남성 성선기능저하증후군 진단 가이드》에

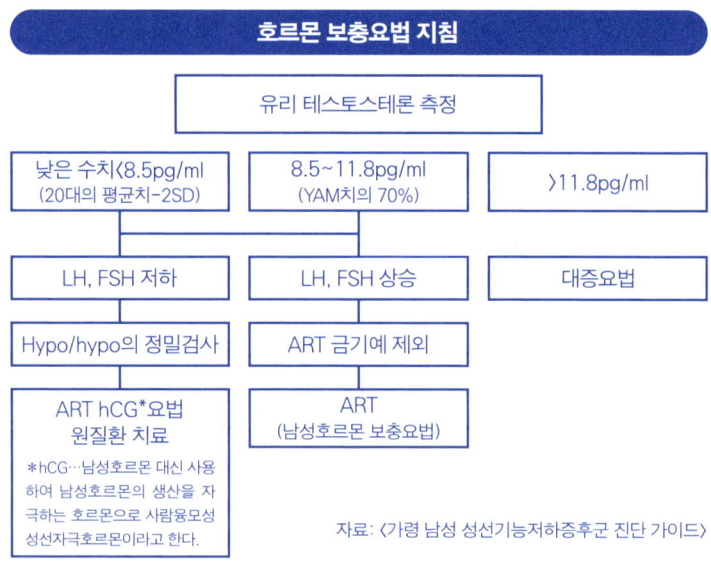

자료: 〈가령 남성 성선기능저하증후군 진단 가이드〉

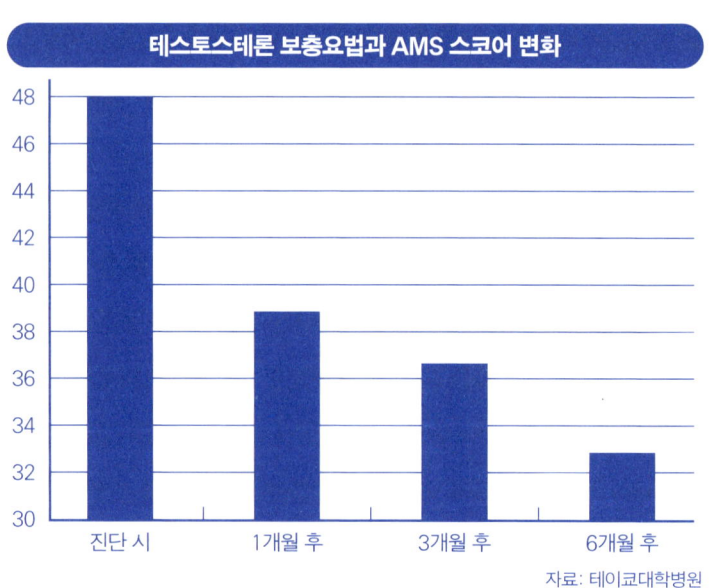

자료: 테이쿄대학병원

서는 테스토스테론 보충요법의 가이드라인을 설정했다(136쪽 위 그림).

일정한 증상이 나타나고, 혈액 속의 유리 테스토스테론 수치가 8.5pg/ml 이하인 경우에는 테스토스테론 보충요법을 권장한다. 또한 11.8pg/ml 이하인 경우, 이 수치는 젊은 남성의 평균치의 약 70%에 달하는 수치이므로 성선자극호르몬 내, FSH가 상승하면 역시 테스토스테론 보충요법을 권장한다. 136쪽 아래의 그래프는 테이쿄대학병원에서 실시한 테스토스테론 보충요법 효과를 AMS(252쪽 참조) 스케일의 총점수로 나타낸 것이다.

평균치인 AMS 스코어는 치료 전에 48점이었지만 6개월 후에는 33점으로 개선되었다. 이것을 검토하면 테스토스테론 보충요법은 65%의 환자에게 효과가 있고, 남은 사람은 보충요법을 이용해 테스토스테론 수치를 늘려도 증상이 개선되지 않았다.

현재 일본에서 건강보험 혜택을 볼 수 있는 테스토스테론 보충요법은 주사제다. 참고로 필자가 근무하는 병원에 개설한 '맨즈 헬스 클리닉'의 치료 방법을 소개해 보겠다.

AMS 조사표에서 40점 이상과 오전 중에 잰 유리 테스토스테론 수치가 8pg/ml 이하인 경우를 일반 기준으로 삼고 있다. 예나스테론(testosterone enanthate) 250mg을 근육 주사하고 2주 후에 같은 양이나 그 반을 주사하고, 3주마다 약 125mg을 계속 투여해서 증상이 호전되면 4분의 1인 62.5mg을 3~4주 후에 한 번씩 계속 투여한다. 이 정도의 투여량으로는 일단 부작용이 없다. 주사제는 조금씩 약제가 녹으면서 흡수되는 '데포제'라 불리는 것으로, 오래전에 개발되었다. 저렴하다는 장점이 있지만 비생리적인 혈중농도의 상승이 있거나 혈중농도가 일정하지 않다는 단점이 있다.

주사는 약 10일 정도 효과가 지속되며 3일째에 가장 혈중농도가 진하다. 따라서 약효가 있을 때는 몸 상태가 좋지만, 2주에서 3주에 한 번씩 통원할 무렵에는 이미 호르몬 수치가 떨어졌다는 것을 실감할 수 있다. 해외에서는 주사제뿐 아니라 경구약이나 바르는 경피흡수제 그리고 붙이는 약도 있다.

지금 전 세계에서 제일 많이 사용되는 경피흡수제는 '테스토스테론 젤'이라 부르는데, 흡수가 빠르다. 경피흡수제는 매일 발라야 하는 번거로움이 있지만 집에서도 손쉽게 바를 수 있고, 주사제 같은 통증이 없으며 남성호르몬의 혈중농도도 비교적 안정적이라는 장점이 있다. 일본에서는 자비로 부담해야 하지만 대부분의 나라에서는 보험 처방이 가능하다.

남성호르몬이 낮다고 해서 항상 증상이 나타나는 것은 아니다. 테스토스테론 젤의 장점은 필요할 때마다 간단하게 바를 수 있다는 융통성이다. 피로가 심해져서 우울하고 부정적인 마음이 들 때나, 회의를 주도해야 한다는 스트레스를 받을 때 젤을 바르는 사람도 있다. 젤은 굳이 매일 투여하지 않아도 된다.

테스토스테론 보충요법의
부작용

테스토스테론 보충요법에는 어떤 부작용이 있을까? 적절한 양만 투여하면 큰 부작용은 일단 일어나지 않는다. 다만 여드름이 자주 생길 수 있고, 투여량이 너무 많으면 혈액이 진해지는 혈증으로 발전할 우려가 있다.

또 한 가지 주의할 점은 수면무호흡증후군이 있는 사람이 테스토스테론 보충요법을 실시하면 그 증상이 악화된다는 것이다. 수면무호흡증후군은 목에 있는 근육이 이완되어 기도가 막히고 신체의 산소 농도가 떨어지는 병이다. 이 병은 코를 심하게 고는 사람 중에 많은데, 수면무호흡증후군이 있는 경우 자고 있을 때는 물론 심지어 깨어 있을 때도 교감신경이 활동하기 때문에 고혈압, ED, 빈뇨에 걸리기 쉽고 심한 피로감과 남성호르몬 감소를 동반한다.

한밤중에 세 번 이상 화장실에 가는 사람은 수면무호흡증후군이 없는지 체크해보고 테스토스테론 보충요법을 실시한다.

이런 사람은 마우스피스를 입에 끼거나 혹은 CPAP(Continued Positive Airway Pressure, 지속적 기도 양압 호흡기) 요법을 실시하면 남성호르몬 수치가 개선되기도 한다.

테스토스테론 보충요법과 전립선

 남성의 골반 깊숙이 방광을 지탱하는 위치에 전립선이 있다. 전립선은 정소를 보호하고 또 정자가 들어 있는 정액에 살균 효과가 있는 전립선액을 더하거나 배뇨 시에 소변을 멈추게 해서 새는 것을 방지하는 장기다. 그런데 전립선은 남성호르몬이 있어야 발달한다.

 남성호르몬 수용체에 이상이 있는 정소성 성선기능저하증을 앓고 있는 남성은 전립선이 흔적 정도만 남아 있다. 전립선에는 '5α 환원효소'가 있는데, 이 효소는 테스토스테론을 대사해서 더 강력한 DHT로 바꾼다. 남성호르몬이 제대로 활동하지 못하면 전립선은 작게 축소되고 만다. 전립선은 갑상선 같은 내분비 구조로 되어 있는데 만일 남성호르몬이 없으면 전립선 세포는 '아포토시스'(apoptosis)라 불리는 세포사(細胞死)에 이른다.

 이와 같은 남성호르몬과 전립선의 관계 때문에 테스토스테론 보충요법을 실시하면 전립선 비대증이나 전립선암에 걸리지 않을까 하는 우려의 목소리가 있었다.

우선 전립선 비대증과의 관계를 보자면 남성호르몬이 감소한 사람 중에 전립선이 큰 사람은 없다. 전립선의 크기는 분비되는 호르몬 양과 어느 정도 상관있기 때문에 전립선이 크면 남성호르몬은 그다지 걱정할 필요가 없다.

하지만 전립선 크기와 소변 배출 사이에 어떤 비례관계가 있는 것은 아니다. 완전히 정상적인 크기의 전립선이라도 소변이 잘 안 나오거나 소변을 자주 보기도 하고, 크기가 커도 별다른 증상이 없을 수도 있다. 또한 남성호르몬이 감소해도 소변을 자주 볼 수 있고, 전립선 비대증인 상태에서 남성호르몬을 투여하면 소변이 잘 안 나올 수도 있다.

전립선암은 현재 일본에서 가장 빠르게 증가하는 암이며 미국이나 유럽에서는 남성이 가장 많이 걸리는 암이기도 하다. 남성호르몬과의 관계는 조금 복잡하다. 전립선암은 옛날에는 암이 작아서 잘 발견이 안 되다가 이미 뼈로 전이된 후에야 발견되곤 했다.

이때 정소를 제거하는 수술로 남성호르몬 수치를 낮추면 일시적으로 암이 적어지고 뼈로 전이할 때 생기는 통증이 극적으로 호전된다는 사실을 미국의 허긴스(Charles Huggins) 박사 팀이 밝혀냈다. 그 결과 전립선암은 남성호르몬 의존성이 있기 때문에, 남성호르몬을 제거하면 암은 증식하지 않는다고 보고 있다.

허긴스 박사는 호르몬과 암의 관계를 발견한 공적을 인정받아 노벨 생리의학상을 수상했다. 다만 전립선암 환자에게 남성호르몬을 투여했을 때 암이 커지는지는 아직 알 수 없다.

그런데 왜 남성호르몬을 보충하면 전립선암을 불러일으킬 가능성이 있는 것일까? 지금까지 확실한 결론이 나지 않았지만, 의학자들의 공통된 의견은 다음과 같다.

1. 남성호르몬 수치가 낮으면 전이하기 쉬운 전립선암이 되기 쉽다.
2. 남성호르몬 수치가 낮을 때 전립선암의 종양 마커인 PSA 수치는 일반적으로 낮고, 이 수치가 높을 때 암이 있는지 검사가 필요하다. 필자의 병원에서도 전립선암이 있는지 없는지 '생검'[biopsy. 생체에서 조직의 일부를 바늘이나 메스로 채취해 하는 검사]을 받은 사람을 조사해보면 종양이 있던 사람의 테스토스테론 수치는 낮고, 나아가 종양이 있었던 사람 중에 악성종양, 즉 암에 걸린 사람은 남성호르몬 수치가 더욱 낮은 경향이 있었다.

남성호르몬 수치와 전립선암의 발병률에 어떤 관계가 있는지 아직 확실한 합의점은 없다. 호르몬 수치가 높은 사람이 암 진단을 받는 빈도수가 높다는 보고가 있는가 하면, 별로 관계없다는 논문도 있다. 하지만 남성호르몬 수치가 낮은 사람은 악성 전립선암에 걸리기 쉽다는 점도 명심해야 한다.

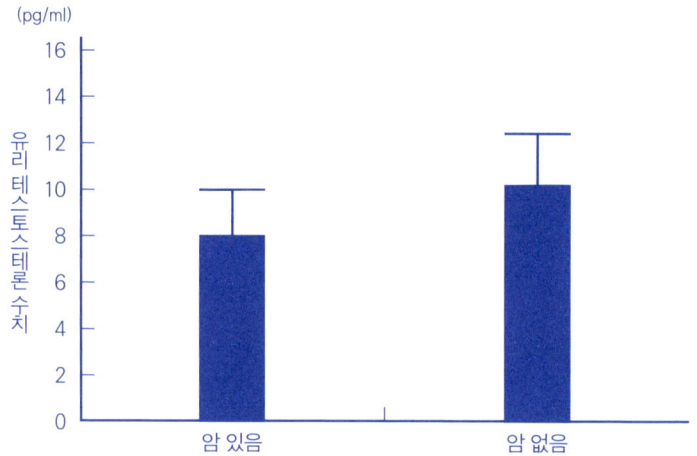

전립선암과 마찬가지로 유방암 역시 호르몬 의존성이 문제가 된다. 유방암은 젊었을 때 임신하면 잘 생기지 않지만, 늦은 나이에 임신하면 걸리기 쉽다는 조사 결과가 있다. 임신했을 때는 '에스트로겐'이라 불리는 여성호르몬이 상당히 높아진다. 그렇기 때문에 호르몬이 유방암에 영향을 주는지 실험해본 결과, 암이 발생하기 쉬운 환경에 있지 않을 때 여성호르몬이 많으면 암을 예방할 수 있지만 암을 일으키는 데 관련된 유전자의 변화나 염증이 있을 때 여성호르몬이 높아지면 암이 생긴다는 결과가 나왔다.

전립선암도 이와 마찬가지라고 생각할 수 있다. 전립선 세포의 유전자에 상처가 적고, 전립선에 염증이 없는 상태에서 남성호르몬 수치가 높으면 암을 예방하고, 전립선암이 발병하기 쉬운 환경에서 남성호르몬을 보충해주면 암을 촉진하는지도 모른다는 얘기다.

전립선암의 진단에는 'PSA'(Prostate Specific Antigen. 전립선특이항원)라는 대단히 강력한 종양 마커가 있으므로 PSA를 정기적으로 체크해보면 걱정이 줄어든다. 현재 테스토스테론 보충요법을 받고 실제로 전립선암이 된 사람은 지극히 적은 실정이다. 《가령 남성 성선기능저하증후군 진단 가이드》에서는 혈액의 PSA 수치가 2.0ng/ml 이상인 경우에 테스토스테론 보충요법을 실시했다면 전립선 생검을 실시해서 암이 없는지 확인할 것을 추천한다.

테스토스테론 보충과
남성 불임

테스토스테론 보충요법의 또 다른 문제는 남성 불임이다. 남성호르몬은 주로 정소에서 만드는데, 뇌의 시상하부에 있는 하수체가 여러 가지 정보를 기초로 지령을 내린다고 이미 설명하였다. 그러므로 인의적으로 테스토스테론을 보충해서 호르몬 농도를 높이면 시상하부와 뇌하수체는 '몸 안에 호르몬이 충분하네.'라고 판단해서 남성호르몬을 만들도록 자극하지 않는다.

이 현상을 '호르몬 생산의 네거티브 피드백'이라고 한다. 원래는 몸의 호르몬 환경을 일정하게 유지하기(homeostasis) 위한 중요한 시스템인데, 뇌로부터 자극호르몬이 나오지 않으면 정소에서 남성호르몬 생산을 중단한다. 이와 동시에 정자를 만드는 힘도 약해져서 불임을 초래한다. 따라서 아이를 갖고 싶지만 남성호르몬 수치가 낮아서 여러 가지 증상이 나타나고 기운이 없는 사람은 임신을 잠시 보류하고, 테스토스테론 보충요법으로 건강해진 후에 다시 시도하거나 다른 방법을 모색해보자.

두 종류의
성선기능저하증

남성호르몬이 감소하는 성선기능저하증에는 두 종류가 있다. 하나는 뇌에서 지령을 내려 자극해도 정소가 남성호르몬을 만들 힘이 없는 경우다. 정소로 가는 혈관에 동맥경화가 일어나 정소가 적어지거나 항암제 같은 약물 때문에 정소의 세포가 상처를 입기도 하고, 혹은 원래 정소의 기능이 그다지 좋지 않다거나 나이 탓도 있다.

이때 뇌는 남성호르몬이 적은 것을 감지해서 하수체에서 나오는 성선자극호르몬인 LH와 FSH의 농도가 짙어진다. LH는 정소의 라이디히 세포에 테스토스테론 생신을 재촉하고, FSH는 정자 형성을 정세관세포에 재촉하는 호르몬인데 FSH 수치가 높으면 정소에 장애가 있다고 판단할 수 있다.

또 다른 하나는 정소가 건강해도 뇌에서 자극호르몬이 나오지 않는 경우다. 스트레스가 주요 원인인데 대개 중장년층 중에서 남성갱년기 장애 증상이 있는 경우가 이에 해당한다. 남성호르몬 수치가 낮아도 성선자극호르몬 수치가 올라가지 않는다. 정소에서 뇌로 가는 포지티브 피드백이 잘 반영되지 못하는 것이다. 이럴 때는 성선자극호르몬을 보충하면 정소가 반응해서 남성호르몬이 늘어날 가능성이 있다. 임상에서는 'hCG'라고 불리는 성선자극호르몬을 주사한다. 이 방법은 정소 기능을 향상시킨다는 점에서 아이를 원하는 사람들에게 적합하지만 주 2~3회 클리닉에 다니면서 주사를 맞지 않으면 좀처럼 효과가 없기 때문에 치료를 장기간 지속하기 힘들다는 점이 흠이다.

한방으로
남성호르몬 수치를 높인다!

동양의학에서는 예로부터 중장년 남성의 기운이 없어지는 현상을 '신허'라고 불렀다. 그렇다면 동양의학에서는 어떻게 신허에 대처할까?

감기를 며칠 앓으면 어지러움을 느끼면서 체력이 떨어졌음을 실감할 때가 있다. 이럴 때 기운을 북돋우기 위해 갑자기 스테이크를 먹는 사람은 별로 없을 것이다. 죽처럼 간소한 식사가 어느 때보다 맛있게 느껴지고 덕분에 피로한 심신이 치유된 경험이 없는가?

남성호르몬이 줄어 피로가 축적되고 사회생활을 영위하기가 힘든 지경에 이르면, 체력이나 기력이 저하한 '허증' 상태가 된 경우가 많으므로 보약을 처방한다.

필자가 근무하는 병원의 '맨즈 헬스 클리닉'에서는 남성갱년기 장애 증상을 호소하는 환자에게 '보중익기탕'을 가장 먼저 처방한다. 보중익기탕에는 자양강장 작용을 하는 인삼, 황기, 수분 대사를 좋게 하는 창출(삽주 뿌리), 혈액순환을 향상시키는 당귀, 염증을 억제하는 시호, 기를 돌게 해서 위장 활동을 향상시키는 진피, 해열이나 해독 작용이 있는 승마, 그 밖에 생강과 대추, 감초가 들어 있다.

    필자의 연구 팀에서 연구를 해본 결과, 보중익기탕을 복용하면 유리 테스토스테론 수치가 높아지고 스트레스호르몬인 코티솔과 교감신경에 의한 긴장감을 나타내는 부신피질자극호르몬의 수치가 내려간다는 사실이 밝혀졌다. 극단적으로 남성호르몬 수치가 떨어진 상태가 아니라면 우선 한약과 생활습관 개선만으로도 증세가 좋아진다. 남성호르몬 수치를 올리는 새로운 치료법은 제5장에서 자세히 설명하겠다.

테스토스테론 보충으로
노화 방지를 할 수 있을까?

남성호르몬은 남성을 생기 있게 하는 호르몬이다. 그렇다면 테스토스테론을 보충하면 노화 방지 효과도 얻을 수 있을까?

남성호르몬 수치는 낮지만 심신 건강에 별 문제가 없는 남성에게 2년간 테스토스테론 보충요법을 실시한 연구가 《New England Journal of Medicine》에 보고된 바 있다. 이 연구에서 피험자 중 절반은 붙이는 약으로 테스토스테론을 보충하고, 나머지 반은 실제로 약이 들어 있지 않은 붙이는 약을 받았다. 이는 의사도 피험자도 누가 어느 쪽에 속해 있는지 모르는 상황에서 이루어졌다.

이는 '무작위 이중맹검 대조군 연구'라고 불리는 신뢰성이 높은 방법으로 알려져 있다. 실험 결과 테스토스테론을 보충받은 그룹은 내장지방이 줄고, 골밀도가 상승했으나 생활의 질(QOL), 인슐린에 대한 감수성, 운동 능력에는 변화가 나타나지 않았다.

이런 점에서 단순히 테스토스테론을 보충받은 것만으로는 노화 방지 효과가 적다고 할 수 있다. 그러나 운동 처방을 병행하면 어떻게 될까? 또 혈관 연령이나 인지 능력에 따라서도 차이가 나타나는지는 앞으로 밝혀내야 할 연구 과제라고 할 수 있다.

┘
세 명의 진료 차트에서 본
가령 남성 성선기능저하증
┐

가령 남성 성선기능저하증은 해외에서 'Late-onset Hypogonadism(LOH)'이라고 한다. 'Late-onset'은 선천적인 것이 아니라 가령, 즉 나이가 듦에 따라 나타난다는 것이고, 'Hypogonadism'은 성선기능저하증, 즉 남성호르몬이 낮은 것이 원인인 질병이다.

46세 A씨, 업무 중에 졸다

엘리트 회사원 A씨는 이과계 대학을 졸업한, 성실해 보이는 직장인이다. 그는 부인과 함께 우리 병원을 찾았다. 표정이 굳은 A씨보다 부인이 적극적으로 상태를 설명했다. 최근 들이 부쩍 피곤해하고 휴일에는 잠만 자며 게다가 업무 중에 조는 일이 많고 실수도 잦아 상사에게 꾸지람을 듣는다는 것이었다. 엘리트 코스를 밟아온 A씨에게 처음 있는 일이었다.

증상은 피로와 눈에 띄는 발한, 근육 경직과 강한 통증이었다. 최근 과장으로 승진한 후에 업무량이 늘어난 것도 있지만 상사들의 눈치를 봐야 하는 일도 많다고 했다. 부인은 남편의 건강이 제일 걱정이지만, 모처럼의 휴일에도 남편이 잠만 자는 게 탐탁지 않은 눈치였다.

곧바로 AMS 스코어를 측정해보자 65점으로 상당히 높은 수치가 나왔다. 진찰을 해보니 전립선이 작아 원래 남성호르몬 수치는 높지 않았는지도 모른다. 혈액검사 결과에 따르면 총테스토스테론 수치와 유리 테스토스테론 수치 모두 낮고, LH와 FSH 수치가 높았다.

앞에서 살펴본 분류에 따르면 정소성 성선기능저하증이다. 국제신경정신분석도구인 MINI(Mini-International Neuropsychiatric Interview. 254쪽 참조)로 진단해보니 다행히 우울증은 아닌 것 같았다. 즉시 테스토스테론 보충요법을 시작했다. 동시에 부인에게는 스킨십을 부탁했다. 모든 병이 그렇지만 의료 종사자의 치료뿐 아니라 가족들의 도움이 무엇보다 중요하다.

일주일마다 주사를 2회 투여한 결과, A씨는 근육통이 사라지고 피로가 줄었다며 미소를 지었다. 조금씩 필자와도 신뢰 관계가 싹트기 시작했을 즈음 자녀에 대해 물어보니 고등학생과 중학생 자녀가 있지만 대화를 할 기회도 별로 없고, 이제 부모의 손을 벗어난 것 같다고 했다. 그래서 "아버님 몸이 좋지 않은 사실을 말하고 건강을 되찾도록 도움을 받으면 어떨까요?" 하고 제안했다.

세 번째 진찰에서 그는 휴일에 부인과 산책을 나가기도 하고 신문도 읽을 마음의 여유가 생겼다는 소식을 전했다. 표정도 부드러워지고 자신을 돌아다볼 여유도 생긴 것 같았다. 그리고 "아이들과 오랜만에 공 던지기를 했어요. 다음 날 근육이 아파서 죽을 뻔했지만 지금까지의 통증과는 완전히 다른 것이었지요."라며 눈시울을 붉히며 기뻐했다. 그 후에는 진찰도 혼자 받으러 오고, 테스토스테론 주사량도 줄이고 한방약으로 바꾸었다. 그로부터 약 반년 후 A씨가 헬스클럽에 다니기 시작하면서 치료도 종료했다.

50세 B씨, 우울증을 반복하다

50세인 B씨는 중학교 선생님이지만 40세를 넘은 후 지금까지 우울증으로 두 번 휴직한 경험이 있다. 그때마다 정신과에서 통원 치료를 받는다는 명목으로 3개월 동안 휴직을 했다고 한다. 혹시 '남성호르몬 갱년기 장애는 아닐까?' 하는 생각에 그는 필자의 맨즈 헬스 클리닉을 찾아왔다. B씨는 문진에 척척 대답해 주었다. 매우 활동적인 성격으로 취미도 다양하고 스포츠도 잘 하는데, 출근이 부쩍 성가시고 무엇보다 아침에 일어나는 것이 가장 힘들다고 대답했다.

B씨는 전립선 크기가 보통이고 별다른 문제는 없었다. 다만 MINI 진단 결과 약간의 문제점이 발견되었다.

- 최근 2주 이상 매일 하루 종일 계속 우울하거나 침체된 기분이었습니까?
- 최근 2주 이상 거의 모든 일에 흥미가 사라지거나 평소에는 즐거웠을 일이 더는 즐겁지 않습니까?

MINI의 이 두 항목 외에도 세 개에 '네'라고 답했기 때문에 우울증 가능성이 높았던 것이다. 하지만 자살을 시도할 것 같지는 않았다.

'맨즈 헬스 클리닉'에서는 우울증 가능성이 높다고 판단되는 경우 특히 자살을 시도할 우려가 있을 때는 즉시 정신의와 심리내과의에게 진찰을 받도록 권한다.

이 환자는 이미 정신과에서 진료를 받고 항우울증을 복용하고 있었기 때문에 우선 계속 약을 복용하도록 했다.

남성호르몬이 감소하면 우울증에 걸리기 쉽다는 사실은 잘 알려져 있지만, 노령자 중에서 남성호르몬이 낮아 우울증에 걸린 분에게 테스토스테론 보충요법을 실시하면 개선의 여지가 보이기도 한다. 우리의 경험으로는 약 절반 이상의 환자가 항우울치료제에 테스토스테론 보충요법을 병행하면 증상을 개선할 수 있다. 물론 우울증 치료는 반드시 계속해야 한다.

현재 자주 사용하는 항우울치료제 중 'SNRI'(Serotonin & Norepine-phrine Reuptake Inhibitors. 세로토닌 노르아드레날린 재흡수 억

제제)라고 불리는 것은 뇌신경 사이의 전달 활동에 작용하는 세로토닌이나 노르아드레날린 등이 줄어드는 것을 억제하는 효과가 있다. 이러한 신경전달물질이 신경 흥분의 정도에 관여한다.

최근 연구에 따르면 테스토스테론도 신경에서 일산화질소 생성을 촉진하고 항우울치료제와 마찬가지 역할을 한다는 사실이 밝혀졌다.

다만 테스토스테론 보충요법이 항우울치료제보다 효과가 있다는 것은 아니다. 어디까지나 보조적인 역할을 하며, 특히 40세 이상인 사람에게는 딱히 효과가 없다는 사실을 명심하기 바란다.

그 후 B씨는 운동을 즐길 수 있게 되었고, 약 2년간 소량의 테스토스테론을 보충했는데 증상이 재발하지 않았다. 요즘에는 소량의 항우울치료제를 가끔 복용한다고 한다.

66세 C씨, 퇴직 후 생활에 활기가 없다

C씨는 시 무직에 종사하다가 정년퇴직한 부인과 둘이서 생활하고 있다. 직장에 다닐 때는 회사 일과 취미 생활로 매우 바쁘게 지냈고, 골프는 물론 합창단과 자원봉사 활동까지 했다. 그래서 퇴직 후에는 각종 사회활동에 참여하면서 1년간 매우 충실한 생활을 했다고 한다. 그러나 요즘 들어 외출하는 것이 귀찮고, 갑자기 땀이 나거나 몸에서 열이 났다. 화장실도 자주 가서 비

뇨기과에서 전립선 약을 받아왔지만 별로 효과가 없었고, 식욕도 없어 쉽게 피로해졌다. '어디 이상이 있는 것은 아닌가?' 하고 PET 검사나 위내시경 검사도 받아봤지만 이상이 없었다. 부인이 '남성갱년기가 아닐까?' 하고 의심해서 맨즈 헬스 클리닉을 찾아왔다.

그는 조금 마른 체형으로, 진찰실에서 땀을 자주 흘렸다. AMS는 40점이었으며, MINI 진단에서도 우울증일 가능성은 적어서 일단 한약으로 보중익기탕을 처방했다. 한 달 후 진찰 때는 식욕이 돌아오고 피로감도 줄었지만 땀은 계속 흘렸다. 그래서 그 후에 보중익기탕을 우차신기환[노화에 동반되는 모든 증상에 효과적인 팔미지황환에 우슬과 차전자를 가하고 부자를 더한 약]으로 바꾸자 화장실도 자주 가지 않게 되었다. 현재는 우차신기환을 계속 복용하면서 취미 생활도 다시 하고 있다.

C씨처럼 증상이 비교적 가벼운 사람에게는 한방도 효과적이다. 보중익기탕은 테스토스테론 수치를 높여주기 때문에 남성호르몬 감소에 효과적이다. 그리고 우차신기환은 일산화질소(제5장 참조)를 높이기 때문에 소변을 자주 보는 환자에게 효과적이다.

제4장

남성호르몬을 높이자

칭찬받으면
남성호르몬 수치는 높아진다!

침체된 사회 분위기를 활성화하기 위해서는 우선 남성들의 기운을 북돋워 주는 것이 제일이다. 그러기 위해서 40세 이상의 남성이라면 남성호르몬이 충분히 분비되는 생활습관과 식사, 운동을 하고 있는지 진지하게 검토해볼 필요가 있다.

남성호르몬의 양은 수시로 변한다. 머리말에서 소개한 주식 딜러의 얘기에서도 거래가 잘 성사되면 남성호르몬이 높아지고 좋은 결과를 낳는다는 것을 알 수 있다.

이렇게 여러 차례의 승리가 자신감과 모험심으로 이어지는 남성호르몬의 피드백을 '승리자 효과'(winner effect)라고 한다.

한마디로 '남자는 칭찬받으면 크게 성공한다'는 얘기다. 이를테면 부하 직원을 집요하게 야단치면 조직 전체의 남성호르몬이 떨어진다. 만일 꼭 야단쳐야 할 일이 있을 때는 호르몬 수치가 높은 이른 아침에 꾸짖자. 좌절하더라도 남성호르몬 수치가 높기에 '뭐, 어쩔 수 없지. 다음에 만회하지 뭐.' 하고 대수롭지

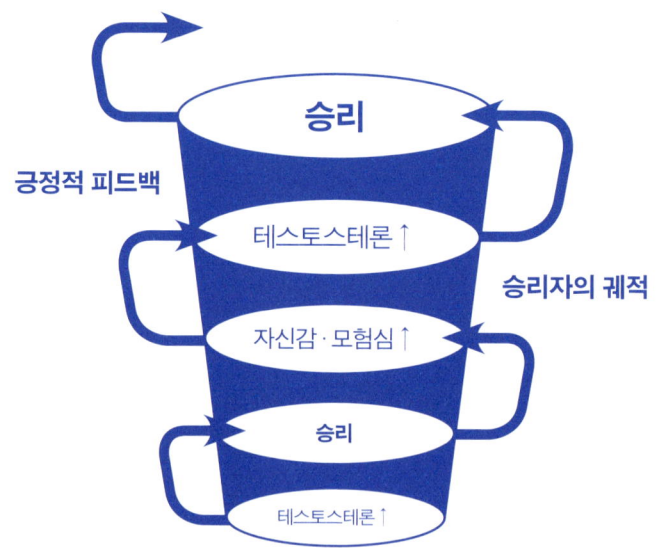

않게 넘길 수 있다. 하지만 호르몬 수치가 떨어진 오후에서 저녁 사이에 야단맞으면 마음의 상처를 크게 받는다.

자신에게 맞는 안정

남성호르몬 수치를 낮추는 적대적인 상대가 있을 때 또는 교감신경이 긴장했을 때는 적극적으로 안정을 취하도록 하자. 예로부터 선조들은 다양한 방법으로 심신의 안정을 도모했다. 기공이나 태극권, 요가는 교감신경의 긴장을 풀어준다.

또 한방에서는 뜸이나 지압으로 허리 조금 낮은 곳에 위치한 신수(원기를 북돋는 지압점)를 자극해서 '신허'를 치료한다. 이 신수를 자극하면 활기찬 아침을 맞을 수 있다.

동네나 회사에 모여서 국민 체조를 해도 좋다. 남성호르몬 수치는 아침에 높은데, 이때 여럿이 함께 몸을 움직이거나 소리를 내면 더욱 효과적이다. 그래서 필자는 어떤 회사나 조직이 발전할 수 있는지는 조례를 하는지, 다함께 노래를 부르는지, 라디오 체조를 하는지로 판단할 수 있다고 생각한다. 그런 회사는 사원들의 남성호르몬 분비가 원활해서 건강하기 때문에 틀림없이 성장할 것이다. 전문 경영 컨설턴트를 만나면 꼭 한번 확인해보고 싶은 가설이기도 하다.

 국민 체조도 그렇지만 기공이나 요가, 명상, 어느 것이나 기본은 호흡법이다. 호흡법을 제대로 익혀서 충분히 산소를 마시고 천천히 숨을 뱉으면 '세로토닌'이라는 물질의 농도를 높일 수 있다. 세로토닌은 뇌 안에 발생하는 물질로 행복감이나 만족감을 느낄 때 나온다. 즉, 호흡법으로 세로토닌이 배출되면 개인의 만족감도 상승하기 때문에 남성갱년기를 수월하게 극복할 수 있다.

웃음과 남성호르몬

일본 만자이[慢才. 재치 있는 말로 상대를 지적하는 '쯧코미'와 촌스럽고 진지하게 얘기를 받아들이는 '보케'라는 두 사람이 펼치는 전통 만담]의 경우 특히 관서 지방[오사카, 쿄토 중심의 지방] 사람들이 그러한 역할을 잘한다고 하는데, 실은 이러한 유머감각도 남성호르몬과 깊은 관계가 있다.

영국의 슈스터(Schuster)는 흥미로운 연구를 한 적이 있다. 외발자전거로 거리에 나섰을 때 자신을 대하는 반응이 나이나 성별에 따라 달랐다고 한다. 사춘기 전의 아이들은 호기심이 가득해서 외발자전거 자체에 흥미를 보인다. 여성들은 대체로 "위험하지 않아요?"라든지 "괜찮아요?" 하고 주로 안전에 신경 쓴다.

젊은 남성들은 놀리는 사람이 많았다. 큰 소리로 웃으면서 "어이어이, 바퀴 하나는 어디 갔어?"라든지 "예~이, 넘어진다!" 하고 말하기도 한다. 이렇게 적극적으로 농담을 던지는 행위도 남성호르몬의 바로미터라고 할 수 있다. 또한 재미있는 장면에서 남성호르몬이 적은 사람은 그냥 미소를 짓지만, 남성호르몬이 많은 사람은 크게 웃는다는 자료가 있다. 요즘 크게 소리 내어 웃어본 적이 있는가?

남성호르몬 향상 합숙

 암 환자들 중에는 암과 싸우면서 사회생활을 하는 사람도 많다. 그런 사람들이 일주일간, 혹은 주말에 모여 요가나 운동법, 음식과 관련한 체험담, 전문가의 이야기 등을 들을 수 있는 세미나가 있다. 참가자들이 캠프파이어를 하면서 자신에 대해 이야기하며 몸과 마음을 활기차게 깨우는 것이 목적이다.

 이와 마찬가지로 자신과 같은 고민을 지닌 남성들과 체험담을 공유하고 식생활이나 운동 등 일상생활에서 개선할 수 있는 점을 서로 배우면서 함께 생활해보는 것도 대단히 유익하리라고 본다.

 모닥불을 피워놓고 요리를 하고 맘 편히 이야기하다 보면 남성호르몬 수치가 높아진다. 이야깃거리는 각자 즐거웠던 일이나 성공담이다. 자기 삶에서 빛났던 시절을 비슷한 처지의 사람들과 공유하면 남성호르몬 수치가 올라가고, 다가올 미래의 삶에서 활력이나 판단력을 얻을 수 있다.

수명과
남성호르몬과 질병

일본 여성은 세계에서 제일 수명이 길고 남성도 세 번째로 수명이 길다. 그래서인지 사회구조도 점점 더 고령화되는 추세에 있다. 사실 일본은 1990년까지는 선진국 가운데 제일 고령자 수가 적었던 나라였지만 2003년에 갑자기 다른 나라를 제치고 급속도로 고령화사회가 되었다.

이에 따라 국민의 평균 수명도 늘었지만 남녀를 비교해보면 여성에 비해 남성이 3대 질환, 즉 악성종양, 뇌혈관 장애, 심장 질환으로 사망하는 사람이 훨씬 많다.

게다가 각 지역마다 차이가 있다. 나가노 현에서는 남녀 모두 암 사망자가 적다. 반면에 아오모리 현은 남녀 모두 암으로 사망할 확률이 대단히 높았다. 또 도치기 현이나 와카야마 현도 암 사망률이 비교적 높은 경향을 보였다.

자살률도 현마다 달랐다. 자살률은 경제 상태와 대단히 밀접한 관계가 있는데 GDP가 내려가면 남성 자살률이 상승하는 경향이 있었다. 일본의 자살률은 11위다. 상위는 모두 추운 나라가 차지하고 있다. 리투아니아, 벨라루스, 러시아 등 보드카 같은 독한 술을 마시는 추운 나라가 압도적으로 많다.

인지증은 남성에 비해 여성이 더 많지만, 65세 미만에서는 남성이 압도적으로 많았다. 결국 남성이 여성보다 더 빨리 인지증에 걸릴 가능성이 높다는 얘기가 된다. 앞서 설명한 대로 남성호르몬 수치가 높으면 인지증을 예방할 수 있다. 정설은 아니지만 알츠하이머인 사람에게 남성호르몬을 투여하면 인식능력이 향상된다는 연구 자료가 있다. 그리고 알츠하이머인 남성은 남성호르몬이 적은 경향이 있다.

남성호르몬 수치가 낮아지는 또 다른 병에는 파킨슨병이 있는데 최근 들어 부쩍 환자가 늘고 있다. 달걀이 먼저인지 닭이 먼저인지 알 수 없지만, 파킨슨병의 증상이 심해질수록 모든 환자의 남성호르몬이 줄었다. 나아가 파킨슨병인 사람은 우울증에도 잘 걸린다. 결국 우리 몸 전체에 남성호르몬이 관여하는 것이다. 고령화를 맞이해 늘어나는 병이 남성호르몬과 밀접한 관계가 있다는 점을 고려해보아야 한다. 그러므로 자신의 남성호르몬을 어떻게 유지해나갈 것인지 궁리해볼 필요가 있다.

운동과
남성호르몬

운동은 남성호르몬의 감소를 억제한다. 일본 후생노동성이 실시한 장수 과학 연구에서 고령자들을 위한 운동 교실을 열었더니 운동 덕분에 테스토스테론이 늘어나는 효과를 확인할 수 있었다.

운동을 하면 확실히 지방이 줄고 근육도 강화된다. 그런데 '체중 감량'과 '지방 감량'은 다르다. 대부분의 사람들이 체중 감량을 목표로 하기 때문에 지방 감량에는 별로 관심이 없다. 특히 남성들이 그런 경향이 있다. 아령체조나 스쾃, 윗몸일으키기, 복근 운동 등 무산소 운동은 근육 유지나 강화에 도움이 된다. 무산소 운동과 다이어트를 함께하면 근육을 강화하는 동시에 지방을 줄일 수 있다. 남성호르몬은 근육을 만드는 데 중요한 호르몬이기 때문에 근육을 강화하는 운동은 남성호르몬을 유지하는 지름길이다.

스트레스가 쌓이면 인간은 무의식적으로 몸을 움츠리게 된다. 이럴 때 스트레칭은 이를 해소하기에 적합한 방법이다. 몸을 늘여주면 부교감신경이 우위가 돼서 팽팽하던 신경도 천천히 풀어진다. 그러므로 괴로운 일이 있을 때는 술을 마시기보다 스트레칭을 하는 편이 심신 안정과 건강에 좋다.

바빠서 운동을 하기 여의치 않은 사람들에게는 게임 회사 닌텐도에서 만든 '위'라는 게임기를 권한다. 위핏(Wii Fit)이라는 게임으로 가정에서 즐겁게 운동할 수 있다.

가족이 함께 게임을 즐기면서 화목해지면 자연히 마음도 안정되지 않을까?

남성호르몬 수치를
높이는 식품

남성호르몬을 높여주는 식품에는 어떤 것이 있을까? 가장 좋은 식품으로는 달걀, 소고기, 돼지고기, 닭고기, 생선, 오트밀 등이 있고, 비교적 좋은 식품으로는 콩류, 씨앗류, 옥수수가루 등을 들 수 있다.

이처럼 남성호르몬을 증강하는 식품들은 사람 몸에서 만들 수 없는 아홉 가지 아미노산(필수아미노산)의 균형을 나타내는 '아미노산 함유 점수'가 100으로 완벽하거나, 혹은 그에 가까운 경우가 많다. 또 옛날부터 정력에 좋다고 알려진 인삼이나 마도 남성호르몬 수치를 높여준다.

아미노산 함유 점수

식품	아미노산 함유 점수
지방 없는 소고기 로스 구이	100
닭고기 가슴살	100
닭간	100
노른자위	100
우유(생우유)	100
전어(날것)	100
연어(날것)	100
연두부	82
조개	81
흰쌀	65
시금치	50
토마토	48
밀가루	44

투쟁하는 남자의
영양보충제

세상에는 남성호르몬을 높여준다는 식품이 많이 있다. 예를 들면 마카(maca)나 통캇알리(tongkat ali), 소폰(sophon) 등이 있는데, 대부분이 남쪽의 따뜻한 지방에서 자라는 식물이다. 정소는 열에 약하지만 몸 밖에 있고, 주름이 많아 열을 발산하는 효과가 큰 음경에 둘러싸여 있어서 차가운 상태를 유지할 수 있다. 하지만 더운 나라에서는 정소가 열 때문에 손상되어 남성호르몬이 빨리 사라지기 때문에 각종 천연 자양강장제를 찾기 시작했을 것이라는 설이 있다.

마카

마카(학명 Lepidium meyenii Walpers)는 2,000년 전부터 남미 지역에 전해 내려오는 뿌리 식물로 고산지대에 자생한다. 안데스의 인디오들은 자양강장에 쓰는 민간약으로 애용해왔다. 마카와 얽힌 여러 기록이나 설도 많다. 스페인이 페루를 정복했을 때 스페인군의 말이 고지대 환경에 적응하지 못하고 새끼를 잉태하기도 전에 하나씩 죽어갔다. 이에 페루 원주민의 권유로 마카 농경지에서 말에게 그 잎을 먹였더니 점차 기운을 되찾고 번식도 정상으로 돌아와 절멸의 위기에서 벗어날 수 있었다는 기록이 남아 있다. 특히 고지대에서는 동물의 성욕이 떨어져 출산율이 감소하기 때문에 안데스에서 생활하는 사람들에게 마카는 예나 지금이나 없어서는 안 되는 식물이다.

통캇알리

'신의 지팡이'(지팡이는 남성의 성기)라는 뜻을 지닌 통캇알리(학명 Eurycoma longifolia Jack)는 말레이시아의 열대 우림에 서식하는 허브의 일종으로 베트남에서는 'Cay Ba Binh'이라 불린다. Cay(치료한다) Ba(100) Binh(병), 즉 '백 가지 질병을 치료하는 식물'이라는 뜻이다. 이름 그대로 통캇알리는 건강보조식품일 뿐 아니라 남성들의 자양강장제로 수세기에 걸쳐 사랑을 받아왔다. 최근 말레이시아에서는 커피나 홍차에 넣어서 매일같이 즐겨 마신다.

소폰

태국의 소수민족인 카렌족이나 몽족 사이에서 예로부터 남성의 자양강장제로 사용되던 소폰(학명 Butea superba Roxb)은 테스토스테론의 전구물질인 부신에서 나오는 호르몬 DHEA의 분비를 촉진해서, 남성뿐 아니라 여성에게도 좋은 음식이다.

　이러한 식품은 남성호르몬의 분비를 촉진할 뿐 아니라, ED 개선 효과도 있다는 사실이 밝혀졌다.

남성에게 좋은 식품

평소 먹고 있는 식품 중에도 남성에게 특히 좋은 것이 있다. 그 대표적인 식품을 소개하겠다.

아보카도

아보카도(학명 Persea americana Mill)는 녹나무과 과실로 중남미가 원산지이며 고대 아즈텍 시대부터 재배되어왔다고 한다. 19세기 말에 스페인 신부가 미국에 들여온 후, 전 세계로 퍼져나갔다.

노린색, 녹색, 짙은 자주색 등이 있고 악어 껍질 같다고 해서 '악어배'(alligator pear)라고도 한다. 아보카도는 가장 영양가가 높은 과일로 기네스북에 기록된 바 있다. 특히 과육의 지질이 18.9%로 매우 높아서 '숲속의 힘'이나 중국어로는 '牛油果'라고 부른다. 그런데 이 과육의 지방이 혈액을 맑게 하고 콜레스테롤을 줄여주는 불포화지방산이기 때문에 심근경색이나 뇌경색 등 생활습관병 예방에 효과가 있다.

아보카도는 남성호르몬을 높여줄 뿐 아니라, 전립선암 예방에도 좋기 때문에 많이 섭취하도록 하자. 필자는 아침 식사나 술집 안주로 아보카도와 낫토 또는 계란을 함께 섞은 것을 즐겨 먹는다.

아스타잔틴

아스타잔틴(astaxanthin)은 천연 색소인 카로티노이드(carotinoid)의 일종으로 주로 생선이나 새우, 게, 연어의 표피나 근육에 들어 있다. 연어나 연어 알은 매우 아름다운 선홍색을 띠는데 이것이 바로 아스타잔틴의 색이다. 카로티노이드는 붉은색이나 노란색, 주황색 등의 선명한 야채에 많이 들어 있는데 생선 같은 동물에도 풍부히 들어 있다니 신기하기만 하다.

아스타잔틴이 들어간 플랑크톤이나 작은 생선을 먹은 물고기가 식물연쇄에 의해 선명한 선홍색을 띠는 것이다. 또 게나 새우는 날것일 때는 옅은 갈색이지만 익히면 선홍색으로 변한다. 이는 아스타잔틴이 단백질과 결합해 있다가 열에 의해 이 결합이 해체되면 선명한 아스타잔틴 본래의 색이 나타나기 때문이다.

무려 650여 종이 넘는 카로티노이드는 활성산소의 하나인 일중항산소(singlet oxygen)에서 에너지를 받아 전자를 방출해 원래대로 되돌릴 수 있기 때문에 몇 번이나 활성산소를 없앨 수 있다고 한다. 일중항산소는 자외선을 쏘였을 때나 몸 안에 에너지가 발생했을 때 체내에서 생산되는 활성산소이므로 이 일중항산소를 억제하는 것은 매우 중요하다(제5장 참조).

아스타잔틴은 일중항산소 제거 능력이 토마토에 들어 있는 리코펜(lycopene) 다음으로 높다고 한다. 또한 아스타잔틴은 지질의 산화를 억제하기 때문에 체내에서 LDL(Low Density Lipoprotein. 저밀도 지방단백질)의 산화를 억제하고 암세포의 증식을 막아준다고 알려져 있다. 나아가 아스타잔틴은 혈액뇌관문(blood brain barrier)을 통과하는 몇 안 되는 영양소다. 뇌 속의 활성산소를 억제하기 때문에 인지증이나 뇌경색 예방에 좋은 브레인 푸드로도 각광받고 있다.

마늘

마늘은 백합과에 속하는 다년생 초본식물로 동남아시아와 지중해 지방으로 전파되었던 식품이다. 기원전 4,500년경 이집트에서는 마늘을 피라미드 건설 노동자의 원기 회복을 위한 식품으로 사용했다. 인도에서 예로부터 전해 내려오는 '아유르베다'(Ayurveda)라는 전통의학에서는 마늘을 감기, 체력감퇴 등에 사용했다. 또 중국 생약의 성서 《신농본초경》이나 《본초강목》에도 기록되어 있을 정도로 마늘은 유서 깊은 식품이다.

마늘을 비롯하여 파나 부추 등에는 함황아미노산인 아르키르시스틴스르피드가 많이 들어 있다. 마늘의 독특한 냄새는 '알린'이라는 성분이 알리나제에 의해 분해되어 불안정한 알리신(allicin)이라는 화합물로 변하고, 그 후 화학반응이 일어나면서 발생한 것이다. 함황화합물은 마늘, 양파 등 백합과 이외에 브로콜리, 무, 고추냉이 등 십자화과 채소에도 많이 들어 있다. 요즘에는 전립선암 예방 같은 다양한 효과가 있다고 알려져 있다.

'마늘' 하면 역시 정력 증강이다. 마늘은 음식 안의 당질이 분해될 때 필요한 비타민 B_1의 흡수를 촉진하고, 그 활동을 지속시키며 아드레날린의 분비를 촉진해서 에너지를 더 많이 만들기 때문이라고 한다. 남성호르몬(테스토스테론)의 분비량을 증가시키기도 하는데, 이 작용은 마늘을 단백질과 함께 섭취하면 더 뚜렷이 나타난다. 따라서 마늘을 양질의 단백질과 함께 섭취하면 남성의 정력 증강으로 이어진다.

소나무 껍질 진액

소나무 껍질 진액(피크노제놀, 플라반제놀)은 프랑스 남서부 해안에 서식하는 소나무의 껍질에서 채취한 플라보노이드로, 캐나다의 원주민이 소나무의 껍질과 침엽을 끓인 차를 마신 데서 힌트를 얻어 개발했다. 카테킨(catechin)의 이량체, 삼량체를 중심으로 한 축합체인 OPC(Oligomeric Proantho Cyanidin)가 풍부하게 들어 있으며 그 밖에도 40여 가지 이상의 유기산이 강력한 항산화 작용을 한다.

원료인 프랑스 해안 소나무는 고대부터 약으로 사용되던 것으로, 의학의 아버지인 히포크라테스는 소나무 껍질이 항염증 작용을 한다고 했다. 프랑스 해안 소나무는 낮밤의 온도차가 큰 데다 맑은 날이 연간 320일 이상 계속되는 혹독한 기후 조건에서 살아간다. 이 때문에 자외선으로부터 몸을 지키기 위해 다른 종류의 소나무보다 껍질이 더 두껍고 많은 항산화물질을 체내에 지니고 있다. 미국에서는 식품에 프랑스 해안 소나무를 첨가해도 안전하다는 GRAS(Generally Recognized As Safe) 허가를 받은 바 있다.

울금

아열대 지방이 원산지인 생강과 다년생 식물로 유효 성분인 커큐민을 많이 함유한 '가을울금'(Curcuma Ionga L)이 대표적이다. 남아시아를 중심으로 널리 애용되는 이 울금은 일본에서는 에도시대 중반에 류큐(오키나와의 옛 이름)에서 에도(도쿄의 옛 이름)로 들어와 목면이나 종이의 염색뿐 아니라, 결핵이나 천식 치료제로도 쓰였다.

울금은 터메릭(turmeric)이라고 불리는 향신료의 원료인데, 카레나 단무지 착색에도 사용한다. 일본에서는 주로 오키나와에

서 생산되며 '우친차'(うっちん茶)라 불리는 차로도 복용하는데, 세계 최대의 생산국은 인도로 대부분이 향신료 터메릭으로 유통되고 있다. 울금에는 봄울금, 가을울금, 자울금이 있다. 가을울금은 그 이름대로, 가을(8~11월)에 꽃을 피우기 때문에 '가을울금'이라고 부른다.

주된 성분은 커큐미노이드(curcuminoid)로 불리는 세 종류의 커큐민류녹물체의 혼합물과 정유 성분으로, 커큐미노이드의 항산화 작용, 해독산소나 항산화산소의 활성을 높이는 작용, 항염증 작용, 간 보호 작용, 건위 작용 등이 있다고 알려져 있다.

한방에서는 울금을 '혈중의 기약'이라 하여 기체[氣滯. 기운이 고루 돌지 못하고 한곳에 머무르는 병]와 어혈[瘀血. 피가 한곳에 머무르는 병]을 개선하고 통증을 완화한다고 보았다. 간에서 해독 작용인 '포합'(conjugation)에 관여하는 글루타티온 S 전달 효소(GST)의 유도 작용이 있으며 음주 후에 울금을 섭취하면 좋다고 알려져 있다. 참고로 커큐미노이드 이외에도 브로콜리나 고추냉이 등 겨자과 향신료나 파파야 등에 들어 있는 이소티오시아네이트(isothiocyanate)도 이러한 효과가 있다고 한다.

미국의 국립암연구소(NCI)는 전립선암, 결장직장암, 유방암 등의 위험을 줄이고 암 치료를 진전시키기 위해 유망한 민간요법 및 향신료 연구를 추진하고 있으며, 그중에는 커큐민도 포함되어 있다. 흥미롭게도 커큐민은 종양세포에서 세포사를 일으키고 정상세포에서는 세포사를 일으키지 않는 특징이 있다. 또한 염증성 반응에 관여하는 NF-kB(Nuclear Factor-kappa B)의 활성화를 차단해서 암의 성장을 저지하고 세포사를 유발한다. 그 이외에도 암의 면역 억제 기능을 갖고 있는 STAT3(Signal Transducer and Activator of Transcription 3) 경로를 저지한다는 사실도 밝혀졌다.

미국에서 가장 발병률이 높은 암인 대장암, 유방암, 전립선암, 폐암 등이 터메릭을 많이 쓰는 인도에서는 왜 미국의 10분의 1밖에 발병하지 않는지 납득이 간다. 최근에는 커큐미노이드 이외의 정유 성분도 연구하고 있으며 인지증에도 효과가 있다고 인정받고 있다.

더덕

더덕은 일본의 홋카이도와 큐슈, 한국, 중국, 러시아의 아무르에 분포하는 초롱꽃과 다년생 덩굴식물로 학명은 Codonopsis lanceolata이고, 뿌리가 고려인삼과 흡사해서 일본에서는 '덩굴인삼'이라고 한다. 줄기를 자르면 나오는 흰 유액 같은 즙이 건강에 좋다고 알려져 있다.

더덕에는 사포닌, 페닐프로파노이드(phenylpropanoid) 화합물, 단백질 등의 성분이 함유되어 있다. 특히 '란세마사이드 A'(Lancemaside A)라는 사포닌은 초롱꽃과나 만삼(Codonopsis pilosula)

등 일본산 더덕에는 거의 들어 있지 않고 한국산 더덕에만 들어 있는 특이한 유효 성분이다. 란세마사이드 A는 저하된 테스토스테론을 끌어올리고 페닐프로파노이드 화합물은 정자 형성을 촉진한다.

PSA 난민을 구하라!

우리 연구 팀은 PSA 수치가 높은 환자 중 암이 발견되지 않은 사람에게 울금의 커큐민과 대두 이소플라본을 복용시키면 PSA 수치를 낮출 수 있다는 사실을 알아냈다.

제3장에서 소개한 것처럼 PSA는 전립선암의 종양 마커다. PSA는 현재 가장 민감한 마커로 그 수치가 높을수록 암 발병 가능성도 높다. 물론 수치가 높다고 해서 반드시 암이라고 단정할 수는 없다.

전에는 4.0ng/ml를 기준치로 삼았지만, 1997년 미국에서 4.0ng/ml 이하라도 22%(73/322명)의 남성에게서 전립선암이 발견되었다는 보고가 있은 후에는 PSA 수치가 낮은 전립선암이 많이 보고되었다. PSA 수치가 10ng/ml 이상일 때 종양이 양성일 가능성은 40% 정도이지만 2ng/ml 이하에서도 몇십 퍼센트의 사람은 전립선암을 앓고 있다. 즉, PSA 수치에 상관없이 암이 얼마든지 발병할 수 있다는 것이고, 신뢰할 수 있는 기준치도 없다.

바꿔 말하면 건강검진에서 PSA 검사 결과 암일 '가능성이 높다'고 말할 수는 있어도 "당신은 안심해도 된다." "암은 검출되지 않았습니다. 다행이네요."라고 쉽게 말할 수는 없다.

생검 결과 암은 발견되지 않았지만 의사가 "앞으로도 PSA 수치를 계속 체크합시다."라고 말하면 환자는 불안해지고 이것이 스트레스의 원인이 된다. 그렇게 불안해하는 환자를 필자는 'PSA 난민'이라고 부른다. 아마 이런 환자는 일본만 해도 수십만 명을 넘지 않을까 추측한다. 또한 PSA 자체는 단백질 분해 효소이므로 이 효소의 존재 자체가 발암을 초래할 수 있다고 본다.

우리 연구 팀에서 플라세보 대조 이중맹검법[placebo double blinded test. 환자들이 자기가 먹는 약이 진짜 약인지 위약인지 모르고 복용, 연구자도 모르는 채 실시하는 임상 실험]으로 테스트해보니 PSA가 10ng/ml 이상일 때 대두 이소플라본과 커큐민을 다 섭취하면 PSA가 떨어지는 효과가 있었다. 이 분자 메커니즘은 이소플라본과 커큐민이 세포주기를 조절해서 유전자를 회복하는 것으로 추측된다.

제5장

남성호르몬과 장수의 비결

아침에 기운을 주는
일산화질소

이탈리아 나폴리 근처에 있는 폼페이 유적지를 가보면 아득히 먼 기원전 사람들의 생활이 오히려 오늘날보다 더 풍요로웠다는 사실에 놀란다. 그 유적 중에는 발기한 남성을 그린 재미있는 벽화가 있다. 남성이 발기하는 것, 혹은 발기한 페니스는 우습지만 고대로부터 신앙의 상징이었다.

이 '발기'라는 말에서는 속도감과 함께 매우 강한 어감이 느껴진다. 발기는 영어로 'erection'이라고 한다. 발기가 잘 안 되는 것은 'Erectile Dysfunction', 즉 ED라고 한다. 이 신비로운 발기 현상은 대체 어떻게 일어나는 것일까?

190쪽의 그림을 보자. 성적 흥분이 일어나면 우선 신경에서 일산화질소(NO)가 나온다. 일산화질소는 일종의 기체인데 반응 시간이 짧고 페니스 해면체의 근육을 이완시킨다. 그러면 혈관이 확장하면서 혈액이 유입된다. 나아가 혈관을 더 팽창시키는 내피세포에서도 일산화질소가 대량으로 나와 발기가 되며

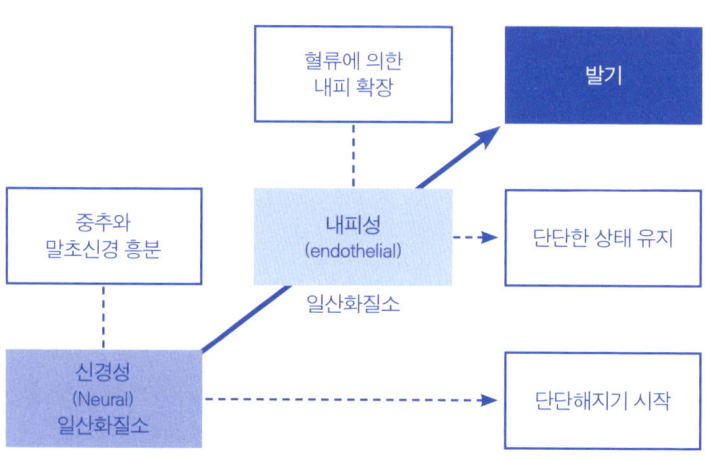

동시에 성행위 중에도 발기를 지속시킨다. 이처럼 매우 복잡하면서도 정교한 메커니즘으로 발기 현상이 일어난다.

그런데 발기는 꼭 성적으로 흥분할 때만 일어나는 현상이 아니다. 하루를 시작하는 아침에도 나타난다. 남성이 어떤 기운을 느끼는 순간은 아침 발기가 일어날 때다. 또한 남성은 잠자는 사이에도 몇 번이나 발기한다. 이는 '야간 발기 현상'(Nocturnal Penile Tumescence, NPT)이라고 하며, 몸은 휴식 상태이지만 뇌는 각성 상태에 가까운 렘수면(rapid eye movement. 급속안구운동수면) 상태일 때 일어난다. 비교적 깊이 잠들지 않는 렘수면에 계속해서 일어나면 잠을 잘 깨는데 이때 아침 발기를 경험하게 된다.

일본 남성의학의 아버지이자 남성임상의학연구소의 소장인 구마모토 요시아키 교수는 야간 발기 현상을 '남자의 한밤중 배팅'이라고 말한다. 야구 방망이를 공중에 휘두르며 게임을 준비하는 것에서 따온 말로, 아침 발기가 없으면 남자가 아니라고 할 수 있다.

ED에 대해 이야기하면 '남자 체면을 깎는다'고 화를 내는 사람도 있고 '이미 졸업했다'는 사람도 있는데, 아침 발기는 어떠한가? 만일 40~50대 중 요즘 들어 아침에 그런 현상이 없는 사람이 있다면 각별히 주의해야 한다.

ED에는 생활습관병이 잠재되어 있다

ED 증상은 페니스가 전혀 발기하지 않는 것이라고 생각하는 사람도 있지만, 충분히 발기하지 않는 상태 혹은 발기가 지속되지 않기 때문에 만족하지 못하는 상태를 포함한다. 그러므로 예를 들어 세 번 중 한 번 발기되지 않는 사람 역시 ED다.

원래 발기는 포유류가 번식하는 데 필요한 중요 기능인데 현재 일본에서는 1,130만 명이 만족할 만한 발기를 경험하지 못하고 있다. 구체적으로는 40대의 20%, 50대의 40%, 60대의 60%가 ED라고 추정한다.

이 통계를 보고 ED를 '단순히 하반신(페니스)의 문제다'라든지 '나이 탓이다'라고 생각할 수도 있다. 예를 들면 노안은 조금 불편하지만 노안이 직접 건강이나 수명에 영향을 미친다고는 생각할 수 없는 것과 마찬가지다.

사실 의학 교과서를 보면 ED에는 기질성인 것과 심리적인 원인 때문에 일어나는 것이 있다고 한다. 기질성은 의학적으로 뭔

ED는 모두의 문제

추정 환자 수: 1,130만 명
연령대별 유병률

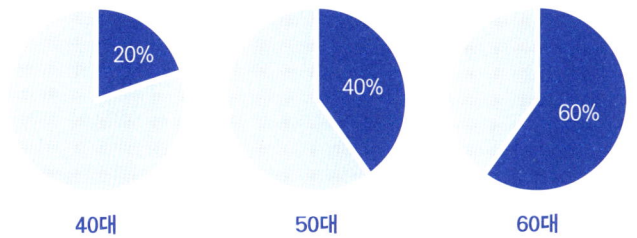

ED 환자에게서 볼 수 있는 생활습관병의 빈도

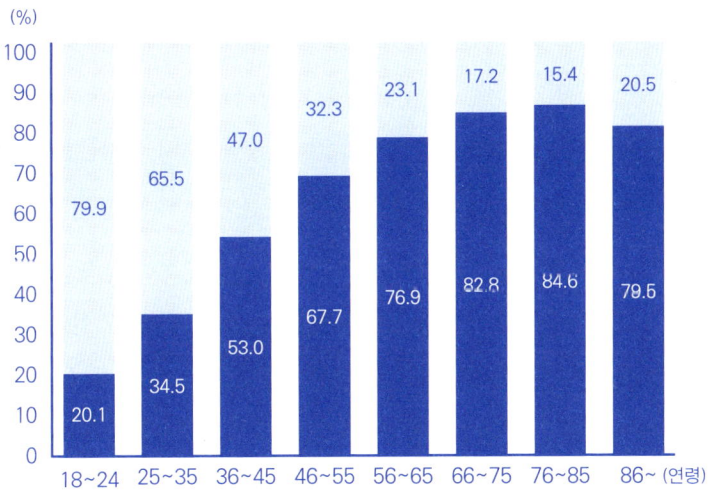

■ 네 가지 생활습관병 중 어느 것도 없는 ED 환자의 비율
■ 네 가지 생활습관병 중 한 가지 이상 가지고 있는 ED 환자의 비율

남성호르몬과 장수의 비결

가 잠재된 병이 있다는 뜻인데, ED는 심리적인 문제로도 일어날 수 있다는 것이다. 즉, 지금까지 ED는 당뇨병이나 고혈압 등을 고질적으로 앓았을 때 생기는 특수한 질병을 제외하면 대부분 심리적 요인에서 오기 때문에 연구할 가치가 없다고 여겨졌다. 과연 ED를 단순히 심리적인 질환이라고 해도 좋을까?

ED 이외에는 특별한 질병이 없는 비교적 건강한 27만 명을 조사한 연구가 미국에서 진행된 적이 있다. 놀랍게도 조사 대상 중 고혈압이 있는 사람이 40%, 콜레스테롤 수치에 이상이 있는 사람이 40%, 당뇨병이 20%, 우울증을 가진 사람이 11%로 나타났다.

193쪽 아래 그래프는 ED인 사람 중 이 네 가지 생활습관병(우울증도 나중에 설명해야 하기 때문에 생활습관병으로 넣어두겠다) 가운데 어느 것인가에 걸려 있는 비율을 나타낸 것이다. 특히 36세부터 45세인 사람의 경우 이 비율이 그 전 10년 동안(25~35세) 34.5%에서 53%로 급증했다. 그러므로 ED의 배후에 생활습관병이 도사리고 있을지도 모른다.

그렇다면 ED와 생활습관병은 어떤 관계가 있을까? 산화스트레스와 활성산소 때문에 몸에 녹이 슨다는 사실에 주목해보자.

장수와 산화스트레스

인간은 몇 살까지 살 수 있는지 토론이 벌어진 적이 있다. 텔로미어(telomere) 가설이 발단이 되었는데, 텔로미어는 인간의 세포 속 염색체 말단에 존재하는 것으로 세포가 분열할 때마다 그 길이가 감소한다고 한다.

세포는 몇 번인가 분열을 반복해서 텔로미어의 길이가 어느 정도까지 짧아지면 더는 분열할 수 없다. 그 결과 세포는 노화하고 개체는 죽음에 이른다고 한다. 세포분열과 텔로미어의 길이를 바탕으로 계산하면 인간은 약 120년까지 살 수 있다.

일본인 이즈미 시게치요(1865~1986) 씨는 120세에 세상을 떠났는데 당시 세계 최장수 기록이었다. 최장수로 기네스북에 이름을 올린 사람은 1997년 8월 4일에 사망한 프랑스인 잔 루이스 칼망 씨로 당시 123세였다. 흥미롭게도 와세다대학의 창립자 오쿠마 시게노부 씨는 "생리학자의 이론에 의하면 모든 동물은 성장기의 5배에 달하는 수명을 지니고 있다. 이 이론대로

라면 인간의 성숙기를 약 25세라고 했을 때 그 5배, 125세까지 살 수 있다."라며 인생 125세를 주장했다. 여러 서적을 보아도 사람의 최대 수명은 120세라는 것이 정설이다.

그러나 어느 나라를 찾아봐도 120세까지 장수하는 사람은 거의 없다. 이즈미 씨와 칼망 씨는 텔로미어를 잘 활용한 행운아들이라고 할 수 있을 것이다.

생물학적으로는 120세까지 살 수 있다고 하지만 실제로 세계적인 장수국인 일본만 해도 평균 수명은 여성이 87세, 남성이 80세 정도다(2015년 기준). 왜 이런 차이가 나는 걸까?

인간이 생물학적 한계인 120세까지 살 수 없는 이유 중 하나는 산화스트레스 때문이라고 한다. '산화스트레스'라는 것은 대기 중의 산소보다 활성화된 산소가 체내에서 일으키는 반응을 말한다. 우리는 밥을 먹고 칼로리를 섭취해서 미토콘드리아에서 에너지를 생산한다. 이때 산소에 '프리 라디칼'(free radical)이라는 홀전자(unpaired electron)가 붙은 활성산소가 동시에 만들어진다. 활성산소는 쉽게 DNA, 단백질, 지질, 당질과 반응하는데, 이를 '산화스트레스'라고 한다. 산화스트레스가 높다는 것은 세포나 장기가 손상을 입기 쉽다는 것을 의미한다. 예를 들면 DNA는 활성산소에 의해 유전자 변이가 일어나기 쉽고, 이는 결과적으로 암이나 세포의 노화로 이어진다.

산소 섭취량이 많으면 단명한다?

생물은 산소 없이 살아갈 수 없지만, 산소와 수명의 관계는 단순하지 않다. 체중당 산소 소비량과 최대 수명의 관계를 보면 몸이 작은 동물은 체중당 산소 소비량이 많아 수명이 짧다.

산소는 몸 안에 들어가면 '수퍼옥시드'라는 활성산소가 되는데, 인간은 몸 안에 활성산소를 제거하는 효소인 항산화효소가 있다. SOD(Super Oxide Dismutase)나 GPX(Glutathione Peroxidase) 등이 주요 항산화효소인데 젊을 때는 누구나 이 효소를 대량으로 가지고 있다. 즉, 아기 때는 엄청난 양의 효소를 가지고 있지만 점점 나이를 먹으면서 그 효소가 줄기 때문에 활성산소를 분해할 수 없게 된다. 항산화물질 중에서도 SOD 효소의 양이 수명과 상관있다는 사실도 밝혀졌다. 예를 들면 다람쥐나 원숭이는 SOD 효소량이 적기 때문에 수명이 짧지만 인간은 체중당 효소량이 많아 수명이 길다.

활성산소는 체내 항산화효소가 제거한다. 하지만 활성산소의 생산량이 늘거나 항산화효소가 줄면 산화스트레스가 늘어난다. 특히 혈관을 확장시키는 혈관내피세포는 산화스트레스에 의해 상해를 입기 쉽다.

혈관내피는 혈관의 가장 안쪽에 있으며 단순히 혈관내공과 혈관내활근층을 나누는 칸막이 기능을 할 뿐 아니라, 일산화질소를 비롯하여 다양한 생리활성물질을 생산하고 분비한다는 사실이 밝혀졌다. 몸속의 혈관내피를 다 모으면 총중량이 간 크기와 흡사하며, 이를 모아 넓게 펴면 테니스 코트 6개 면적[1개 면적이 약 250제곱미터]에 해당한다. 그래서 혈관내피는 인체의 '최대 내분비기관'이라고 불린다.

여기에서 주목할 것은 나이 이외에도 고혈당, 비만, 고혈압, 남성호르몬 감소, 교감신경의 지속적 긴장 등 여러 이유로 활성산소가 많아진다는 것이다. 이러한 상태는 단적으로 말해 '생활습관병'이라고 불리는 것이다. 생활습관병 때문에 산화스트레스가 늘면 혈관내피에 장애가 생겨 일산화질소 생산이 저하되고 혈구가 혈관으로 응집해서 염증을 일으켜 동맥경화로 발전한다.

원래 식사량의 7할이
장수의 비결

산화스트레스를 극복하고 장수하려면 어떻게 해야 할까? 실은 칼로리 제한이 산화스트레스를 줄여준다고 한다. 칼로리를 섭취하면 에너지가 된다. 음식을 섭취하면 체내 미토콘드리아의 TCA 사이클과 전자전달계에 의한 산화적 인산화로 ATP라는 에너지 분자가 생긴다. 그때 활성산소도 함께 발생한다.

밥을 먹으면 반드시 활성산소가 나온다는 얘기다. 이를 증명하기 위해 쥐를 이상적인 무균 환경에서 기르는 동물 실험을 실시했다. 보통 쥐의 평균 수명은 2년이라고 하는데, 사료를 무한정 제공할 경우 수명이 평균 27개월로 늘었으며, 사료량을 그보다 3분의 1로 줄일 경우 평균 45개월로 늘어났다.

감염 위험이 없는 환경에서는 과식하지 않는 편이 오래 살 수 있다는 사실이 입증된 셈이다. 이는 영장류를 대상으로 한 동물 실험에서도 증명된 바 있다. 균형 잡힌 식사로 정량의 7할 정도를 섭취하는 것이 장수의 비결이라고 할 수 있다.

장수와 SIRT1 유전자

칼로리 제한은 산화스트레스를 낮춰주는 역할을 할 뿐 아니라 우리가 전에 알지 못했던 역할도 수행한다는 사실이 밝혀졌다. 바로 SIRT1 유전자의 활성화다.

SIRT1은 염색체의 느슨함을 조절하는 유전자로, 이 유전자가 대량으로 단백질을 만들면 염색체가 느슨해지고, 반대로 유전자가 전사되지 않을 때는 빡빡해진다. SIRT1 유전자가 활성화하면 염색체는 빡빡해지기 때문에 췌장에서 인슐린이 잘 나오지 않아 인슐린의 농도가 줄어든다. 또한 성장호르몬과 IGF-1 유전자의 활성화가 억제된다.

이에 주목할 만한 사실이 있다. 장수하는 사람은 인슐린 농도가 낮다는 사실을 준텐도대학의 시라자와 교수가 발견한 것이다. 또한 SIRT1은 노화와 관련 있는 P53이라는 유전자를 억제하고 세포가 산화스트레스에 저항력을 기를 수 있도록 작용한다는 사실도 밝혀졌다.

먹고 싶은 것을 참는 다이어트도 의학적으로는 SIRT1을 늘려서 산화스트레스를 줄이는 것인데, 이왕이면 맛있는 음식을 먹으면서 산화스트레스를 줄일 수는 없을까? 이러한 염치없는 요구에서 과학이나 기술이 발달한다.

미국의 싱클레어(Sinclair) 팀이 세포에 여러 가지 음식의 성분이나 약품을 뿌려서 SIRT1 단백질이 늘지 않는지 체크해봤더니 붉은 와인에 들어 있는 '레스베라트롤'(resveratrol)이라는 물질이 발견되었다.

레스베라트롤을 먹인 쥐는 배가 부르도록 음식을 먹어 체중은 늘었을지라도 칼로리 제한을 한 쥐와 마찬가지로 장수할 수 있었다고 한다. 프랑스 요리에는 버터나 생크림을 많이 쓰기 때문에 지방분이 많을 것 같지만 신기하게도 프랑스인에게는 뇌경색이나 심근경색이 다른 나라보다 적게 일어나는데, 이러한 이유로 '프렌치 패러독스'(French Paradox)라는 말이 생겨났다.

어떤 의미에서 레스베라트롤은 붉은 와인의 효능을 의학적으로 해명한 것이라고도 할 수 있지만, 쥐와 같은 효과를 얻기 위해서는 매일 레드 와인을 몇 병씩 마셔야 하기 때문에 현실적이지 않다. 그래서 싱클레어 팀은 레스베라트롤의 화학구조를 조금 바꾼 유도체로 보다 강력한 물질을 개발했다. 이 물질은 쥐의 당뇨병에 치료 효과가 있었기 때문에 장차 당뇨병 치료약으로 기대해도 좋다.

레스베라트롤은 일본, 대만, 한국 등의 산속에 자생하는 '호장근'(虎杖根)이라고 하는 식물에도 많이 들어 있다. 그렇다면 과연 레스베라트롤은 불로장생의 약일까? 사실 SIRT1 유전자의 작용은 대단히 복잡하다는 사실이 밝혀졌다. 예를 들면 비교적 초기 암세포에 SIRT1이 작용하면 오히려 암이 악성으로 변한다는 연구 결과도 있기 때문에 주의가 필요하다.

산화스트레스와 일산화질소

산화스트레스가 생활습관병을 일으키는 과정에는 일산화질소라는 기체가 관련되어 있다. 일산화질소는 매우 다양한 작용을 한다.

예를 들면, 우선 혈관을 확장해 혈류를 증가시키고, 혈압을 낮추며, 동맥경화를 막는 등 순환기와 관련한 여러 작용을 한다는 점을 꼽을 수 있다. 그 밖에도 기관지를 확장하고, 위벽을 보호하며 신장의 이뇨 작용을 조절하고, 음경의 발기에 관여하는 등 모든 장기에 조금씩 영향을 미친다.

또한 일산화질소는 뇌신경계에도 영향을 미친다. 예를 들면 시냅스[synapse. 신경세포의 접합부]의 흥분 전달 조절 작용도 담당하고 있다. 우울증에도 상관이 있는 물질인 셈이다. 따라서 일산화질소가 줄면 우울증이 걸린다. 또 시냅스의 가소성[plasticity. 외력에 의해 형태가 변한 물체가 외력이 없어져도 변형된 형태를 유지하는 성질]에도 영향을 주어 일산화질소가 부족하면 기억력이 나빠진

생활습관병 = 일산화질소 감소병

- 고혈압
- 동맥경화
- 당뇨병
- 고지혈증
- 우울증
- 배뇨장애

Nitric Oxide
혈관, 근육을 이완

일산화질소 감소와 생활습관병은
밀접한 관계가 있다

다. 1998년에 뮤라드(Ferid Murad), 퍼치고트(Robert Furchgott), 이그날로(Loise Ignarro), 이 세 학자는 이처럼 중요한 역할을 하는 일산화질소를 발견한 공을 인정받아 노벨 생리의학상을 수상했다.

신경이나 혈관내피에서 '아르기닌'이라는 아미노산이 일산화질소 합성효소(NOS)에 의해 일산화질소가 되고 이렇게 만들어진 일산화질소는 신속하게 활동한다. 하지만 활성산소가 늘어 산화스트레스의 공격을 받으면 혈관내피나 신경이 장애를 받기 때문에 일산화질소가 줄어든다는 사실이 확인되었다.

발기에는 일산화질소가 중요한 매개체라는 것을 앞서 설명했지만 ED뿐 아니라 고혈압, 동맥경화, 당뇨병, 지질이상증(고지혈증), 우울증, 배뇨장애 등 소위 '생활습관병'이라 불리는 병은 모두 일산화질소의 감소와 연관이 있다. 이러한 병을 각각 전혀 다른 병으로 생각하는 사람이 많지만 극단적으로 말하면 산화스트레스에 의한 일산화질소의 감소가 공통 원인이다. 즉 '생활습관병은 일산화질소 감소병'인 셈이다(204쪽 그림).

발병 원인을 생각해보면 암도 생활습관병의 하나다. 산화스트레스가 DNA에 유전자 변이를 일으키고, 일산화질소가 정상적으로 일하지 못해서 암이 생기는 경우가 많기 때문이다.

ED는 가장 먼저 자각할 수 있는 생활습관병

산화스트레스로 혈관내피가 손상을 입으면 일산화질소의 생산이 저하되고, 페니스는 해면체평활근의 이완이 충분하지 않기 때문에 발기를 잘하지 못하며 발기가 지속되지도 않는다. ED는 'Erectile Dysfunction'의 약자인데 혈관내피기능의 이상, 즉 또 하나의 ED(Endothelial Dysfunction)가 그 주요 원인이다.

실제로 207쪽의 아래 그림처럼 음경동맥은 관동맥이나 내경동맥보다 안지름이 상당히 좁아서 동맥경화는 우선 음경동맥에 영향을 미친다. 이 그림처럼 ED 환자가 중증일 때는 장차 심근경색이나 뇌경색 등의 심혈관 및 뇌혈관 장애가 일어날 확률이 높다.

고혈압이나 당뇨병, 콜레스테롤 수치의 이상은 스스로 느끼기 어렵다. 많은 환자들이 건강검진에서 알게 되거나, 우연히 의사가 "혈압이 높네요." "콜레스테롤 수치가 높습니다." 하고 지적해야 비로소 약을 복용하곤 한다.

ED에는 2가지 견해가 있다

Erectile **D**ysfunction
발기 기능 장애

Endothelial **D**ysfunction
혈관내피 장애

ED는 동맥경화로 발생하는 최초의 혈관병

임상 소견	ED	관동맥 질환 무증후성 허혈 불안정 협심증 급성 심근경색	뇌혈관 질환 일과성 뇌허혈 발작 뇌졸중	말초동맥 질환 간헐성 피행증
동맥 직경 (mm)	 음경동맥 1~2	○ 심장의 동맥 3~4	○ 경동맥 (머리로 가는 동맥) 5~7	○ 대퇴동맥 6~8
동맥내공의 폐쇄 (%)			⬇ 증상 발견의 역치 (동맥내경의 폐쇄: 50%)	

폭이 제일 좁은 것이 음경의 동맥
⬇
음경의 혈관이 제일 먼저 동맥경화 등의 장애를 일으킨다

European Urology Vol 44(July, 2003), 호리에 시게오+Vivamens Partners

왜 약을 복용하는 것일까? 그것은 의사나 환자 모두 혈압이 높은 사람은 낮은 사람보다 심장, 뇌혈관, 신장 등의 기능이 낮고 사망할 확률이 높다는 사실을 알고 있기 때문이다.

하지만 ED는 스스로 진단이 가능하다. 말하자면 일산화질소의 바로미터이자 혈관의 건강을 나타낸다. '나이 탓'으로만 돌리지 말고, ED인 것 같을 때는 다른 생활습관병도 체크해보자.

ED와 산화스트레스와 남성호르몬

남성호르몬은 성욕과도 밀접한 관계가 있다. 남성을 매료하는 페로몬을 발생시키기도 하고, '도파민'이라는 신경전달물질을 늘리는 역할을 하기도 한다.

또한 남성호르몬은 신경이나 혈관에 작용해서 일산화질소나 그 표적이 되는 '사이클릭 GMP'이라는 분자를 만들어서 발기를 촉진하는 중요한 역할도 한다(222쪽 참조). 그러므로 남성호르몬이 감소하면 성욕이 감소하고 ED가 된다. 실제로 맨즈 헬스 클리닉을 방문한 남성갱년기 장애 환자의 90%는 ED다.

여기에서 한걸음 더 나아가 우리는 테스토스테론과 산화스트레스와 ED의 관계를 25세부터 59세의 배우자가 있는 건강한 남성을 상대로 조사했다. '건강하다'는 것은 현재 정기적인 통원 치료가 필요하지 않다는 뜻이다. 평균 연령은 40세, 주된 조사 항목은 ED의 유무로 ED인 경우 그 중증도를 국제적으로 통용되고 있는 'IIEF-5'(International Index of Erectile Function)라는 조사표로 알아보았다. IIEF-5의 점수가 낮으면 ED다.

산화스트레스를 체크하려면 우선 DNA가 손상된 정도를 검사한다. 이는 DNA를 구성하는 염기인 디옥시구아노신(deoxyguanosine)이 프리 라디칼에 의해 변화한 8-하이드록시 디옥시구아노신(8-hydroxydeoxyguanosine = 8-OHdG)의 농도를 알아보면 된다. 8-OHdG는 혈액, 소변, 타액 속에 늘 존재하기 때문에 쉽게 측정할 수 있다. 우리는 혈액과 타액 속의 8-OHdG 수치가 서로 관련 있다는 사실을 확인했기 때문에 타액으로 검사했다.

타액으로 남성호르몬인 테스토스테론 수치도 측정했다. 타액 속의 테스토스테론 수치는 그 자체가 활성 테스토스테론의 농도를 의미하기 때문에 혈액의 유리 테스토스테론을 측정하는 것보다 유의미한 남성호르몬 수치를 조사하기에 적합하다.

그런데 IIEF-5가 22점 이상이며 ED가 없다고 단언한 사람은 56%였다. 즉, 44%는 ED를 자각하고 있었다. 그래서 IIEF-5가 16점 이하인 중급 이상의 ED가 있는 사람과, IIEF-5가 17점 이하인 가벼운 ED 혹은 ED가 없는 두 부류로 나누어 분석하면, 여기에 연령과 활력, 산화스트레스가 연관되어 있다는 사실을 알 수 있다.

예를 들면 타액 속의 8-OHdG, 즉 손상된 DNA를 보면 중증인 ED 그룹이 더 높다(211쪽 그림, 212쪽 위 그림 참조). 반대로

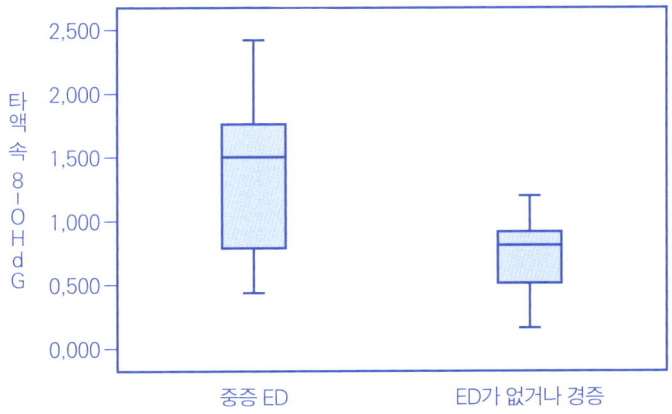

IIEF-5가 높은(ED가 아닌) 사람은 수치가 상당히 낮다는 사실을 알 수 있었다.

8-OHdG로 나타낸 산화스트레스의 정도는 염증과 암, 나아가 정신적 불안일 경우에 심하다고 한다. 극단적으로 말하면 ED가 심한 사람은 장차 암에 걸릴지도 모른다.

남성호르몬과 산화스트레스의 관계를 나타낸 그래프(212쪽 아래 그림)에서 세로축은 8-OHdG의 스코어를 나타내며 가로축은 타액 속의 테스토스테론 수치를 나타낸다.

여기에서 테스토스테론이 낮으면 8-OHdG의 스코어는 높다

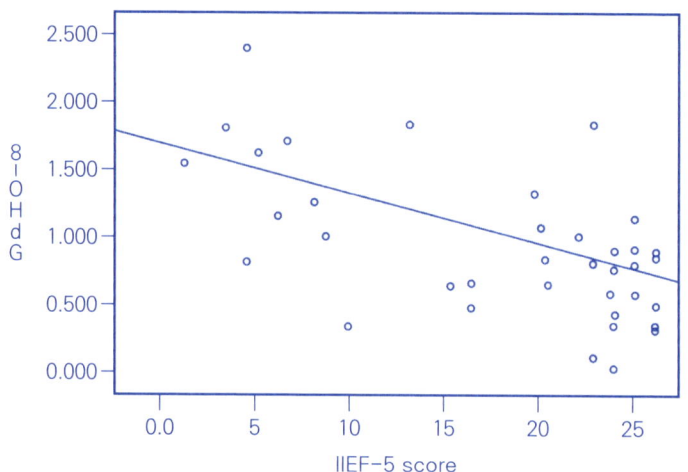

IIEF 수치와 산화스트레스는 반비례한다

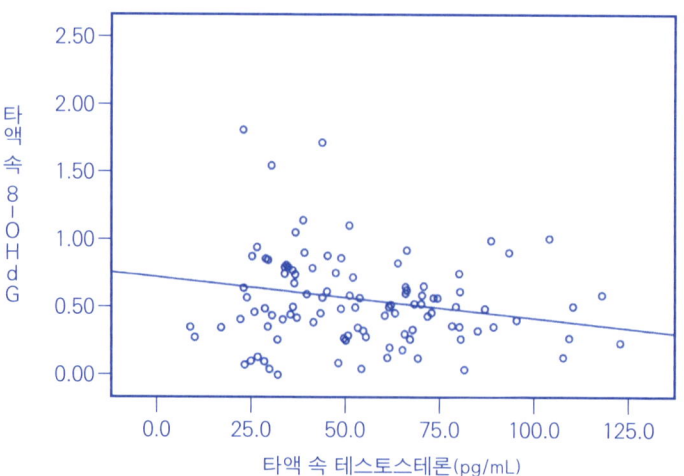

산화스트레스가 증가하면 테스토스테론도 저하한다

는 사실을 알 수 있다. 물론 나이와 함께 산화스트레스도 상승한다.

이와 같은 결과는 산화스트레스와 테스토스테론의 수치 그리고 ED는 관계가 깊다는 사실을 보여준다. 다른 말로 하면 "아직 ED는 나하고 상관없어!" 하고 말하는 사람도 남성호르몬과 산화스트레스의 정도를 비교하면 ED인지 아닌지 알 수 있다는 사실이다. 또한 'ED일지도 몰라.' 하고 걱정하는 사람도 남성호르몬과 산화스트레스에 문제가 없으면 걱정할 필요가 없다.

ED로 장차 일어날 수 있는 심혈관 문제를 예측할 수 있기 때문에 남성호르몬과 산화스트레스도 중요한 지표라고 할 수 있다. 만일 직장에서 실시하는 건강검진에서 타액으로 남성호르몬과 산화스트레스를 체크했는데, 모든 수치가 낮다면 생활습관병에 걸릴 위험성이 높기 때문에 미리 대책을 마련해야 한다. 남성호르몬이 떨어지기 시작했을 때부터 균형 잡힌 식사와 적절한 운동 습관을 들이지 않으면 나중에 고생할 수도 있다. ED는 언젠가 누구에게나 찾아올 수 있는 동장군 같다. 초겨울의 찬바람이 불기 전에 쌀쌀하다고 느끼면 '드디어 올 것이 왔군.' 하고 대비하기 바란다. 남자의 노화 방지에는 만전을 기하고 전투태세로 임해야 한다.

담배와 산화스트레스

담배 또한 산화스트레스를 일으키는 큰 요인 중 하나다. 요즘에는 담뱃갑에 큰 글씨로 경고문이 쓰여 있다. 그럼에도 일본은 선진국 중에서 흡연율이 높은 편이고, 특히 중장년 남성과 젊은 여성의 흡연율이 높다. 담배가 미치는 영향을 연구하고 있지만, 폐암이나 방광암의 원인이 된다는 정도로 인식하고 있는 것 같다.

담배는 무엇보다 산화스트레스를 일으키고 특히 DNA나 미토콘드리아에 상처를 입히는 것이 문제다. DNA가 상처를 입으면 세포가 암으로 발전할 위험이 높아지기 때문이다.

재미있는 점은 담배를 피우는 사람이 남성호르몬 수치가 높다는 사실이다. 담배를 피우는 행위가 남성호르몬 수치를 높이는지, 남성호르몬 수치가 높으면 담배와 같은 기호품을 즐기는지 알 수는 없다. 하지만 담배가 내뱉는 강렬한 산화스트레스로 혈관내피가 상처를 입어 ED가 오고, 정소의 혈류도 줄어들어 남성호르몬 수치도 장기적으로는 떨어지고 만다. 더구나 남성호르몬 수치가 원래 낮은 사람은 산화스트레스까지 겹치면 생활습관병에 걸리기가 쉽다.

이처럼 몸에 해로운 담배이지만 금연할 때는 충분한 주의가 필요하다. 급격한 다이어트와 마찬가지로 금연은 남성호르몬 수치를 낮추는 수가 많기 때문이다. 금연하면 살찌는 사람이 많지 않은가? 니코틴 의존증 때문에 금연을 하면 불안해서 과식을 하는 사람이 많은데, 이때 남성호르몬 수치가 내려가서 대사장애가 올지도 모른다. 또한 남성호르몬 수치가 낮으면 식욕이 좋아질 수도 있다. 금연의 목적은 의존증에서 탈출하는 것이지만 부디 금연만 하는 것이 아니라, 운동을 병행하면서 식사도 체크하고, 남성호르몬 수치를 적절하게 유지하는 생활습관을 들이기 바란다.

남성호르몬과
교감신경

발기는 포유류의 생식활동에 극히 중요한 기능이지만 편안하게 부교감신경이 활성화해야 가능하다. 부교감신경이 움직이지 않고 교감신경이 계속 긴장하면 ED가 된다.

예를 들면 꼬불꼬불한 산길을 차로 달리면서 발기되는 사람은 드물 것이다. 또 한창 섹스 중에 심각한 전화가 걸려오면 교감신경이 우위를 차지해 발기는 종료되고 만다. 이처럼 비상사태가 발생하면 우선 '투쟁인가? 도주인가?' 하는 개체의 생존 문제가 최우선이 되므로 종의 보존과 자신의 DNA 전승은 뒷전이 된다.

그런데 무의식적으로 교감신경이 밤낮으로 계속 긴장할 때가 있다. 최근 젊은 사람에게 많이 나타나는데, 수면무호흡증후군은 교감신경이 계속해서 긴장한 상태를 말한다. 30대에 다음과 같은 증상이 있다면 수면무호흡증후군일 우려가 있다.

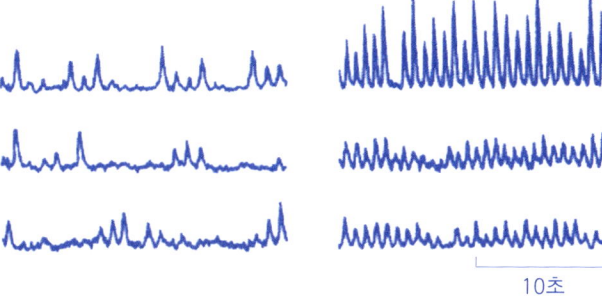

J.Clin.Invest.96(4): 1897-1904(1995)

- 코를 심하게 곤다는 소리를 듣는다
- 아침에 일어나면 두통이 느껴진다
- 최근 쉽게 피로하고 낮에도 잠이 쏟아진다
- 업무상 실수가 많고 집중을 못한다
- 주말에 몰아서 자도 피로가 가시질 않는다
- 이미 오래전부터 ED

수면무호흡증후군은 잠잘 때 인두(식도와 후두에 붙어 있는 깔때기 모양의 부분)의 근력 저하로 기도가 폐쇄되어 호흡이 멎고 혈액 속의 산소 농도가 현저하게 감소하는 일이 빈번히 일어나는 현상이다. 산소 농도가 떨어지는 것은 위험신호이므로 교감신경이 긴장한다. 217쪽 그림에서는 스파이크(spike. 곡선의 삐죽한 끝)의 높이와 빈도가 교감신경의 긴장도를 보여주고 있다. 수면무호흡증후군은 깨어 있을 때뿐만 아니라 취침할 때에도 교감신경이 긴장해 있다. 이 때문에 고혈압과 ED가 생기고 남성호르몬이 감소한다.

또한 교감신경의 긴장은 산화스트레스를 증가시켜 혈관내피가 손상되고 생활습관병을 유발한다. 수면무호흡증후군 치료에는 산소 요법(CPAP)이 쓰이는데, 취침 중 산소 농도를 유지할 수 있으면 교감신경의 활성도 저하된다. 쉽게 피로해지고, ED가 있는 사람은 이를 가볍게 여기지 말고 필히 비뇨기과에서 진단을 받자.

성교하되
사정하지 않기의 과학

'성교하되 사정하지 않기'는 당시로서는 경이적으로 84세까지 장수한 가이바라 에키켄(에도시대 유학자)이 집필한 《양생훈》에 나오는 대단히 유명한 말이다. 《양생훈》은 중장년층을 대상으로 건강하게 장수하는 방법을 설명한, 한마디로 '노화 방지 교과서'라고 할 수 있다.

성교하되 사정하지 않기는 사정을 하면 정기를 잃게 되므로 '여성을 접하되 사정은 하지 말라'는 뜻으로 해석된다. 사정은 에너지를 소모하므로 노령자의 건강에 좋지 않다는 설도 있다. 사실 에키켄은 교감신경과 부교감신경의 메커니즘을 잘 파악하고 있었던 것 같다.

성행위 시, 즉 발기되었을 때는 부교감신경이 지배한다. 부교감신경이 흥분했을 때는 밥을 먹거나 목욕을 하거나, 혹은 잠자리에 드는 일처럼 인생을 천천히 즐기는 순간이다. 놀라운 점은 사정하면 곧바로 교감신경이 우위가 된다는 사실이다. 이 얘기는 교감신경이 우위가 되지 않으면 사정하지 않는다는 것을 의미한다. 즉, 편안한 상태로는 계속 사정을 하지 못해 여자들이 짜증을 낼지도 모른다.

그런데 왜 사정 시에는 교감신경이 우위가 되는 것일까? 사정 시에는 생식기의 근육이 수축하기 때문에 교감신경이 흥분되어야 한다. 또 한 가지, 동물을 보면 사정도 목숨을 걸고 하는데 사마귀의 경우 사정 후 수컷은 암컷에게 죽임을 당한다. 이런 위험을 피하기 위해 교감신경을 흥분시켜 도망갈 준비를 해야 한다. 즉, 사정 직후에 방위와 도주의 자세를 취해야 하기 때문에 교감신경이 우위가 되는 것이다.

수컷은 끝없이 여행하는 방랑객처럼 자신의 유전자를 남기기 위해 여기저기를 돌아다닌다. 한곳에서 수정을 하면 더는 그곳에 볼일이 없기 때문에 다른 곳으로 간다. 우물쭈물하면 암컷이 잡거나 죽어버린다. 이것은 수컷의 존재에 치명적인 일이다. 사정하고 나면 남성이 냉정해지는 경우가 있는 것도 그런 이유 때문이다.

그러한 갈등을 그린 문학작품이 아베 코보의 《모래의 여자》다. 도망가는 남자와 그를 놓치지 않으려는 여자의 갈등을 그린 소설이다. 남성호르몬은 모험을 찾고, 교감신경은 도주하려고 한다. 반면, 여성은 보금자리 안에 남성을 가두려고 한다. 이는 문학의 영원한 테마라고 할 수 있다.

어쨌든 확실한 것은 교감신경이 급격하게 활성화하면 산화스트레스도 마치 가스난로를 틀었을 때의 불꽃처럼 증가한다는 점이다. 급격한 산화스트레스의 증가는 심장이나 뇌에서 갑자기 혈관의 협착을 불러올 수도 있다. 흥분도가 증가하면 더욱 그렇다. 그러므로 산을 오르내릴 때도 되도록 천천히 하는 것이 좋다. 또 정상에 도착하자마자 곧바로 하산하면 크게 다칠 수 있다. 결국 건강하려면 교감신경과 부교감신경의 활성화에도 균형이 필요하다.

일산화질소 연구에서 태어난 PDE5 저해약

수많은 약 중에 비아그라(sildenafil. 구연산 실데나필)만큼 세상의 이목을 끈 약도 아마 드물 것이다. 이 약은 '비아그라'라고 하는 독특한 발음과 함께 순식간에 유명해졌다. 누구든지 들으면 피식 웃어버리지만 오랫동안 강정제나 최음제라고만 여겨져 왔다. 또 매우 위험한 약이어서 비아그라를 먹으면 성교를 할 수 있지만 대신 목숨을 잃을지도 모른다고 믿는 사람도 아직 있다.

비아그라는 유명한 ED 약으로 노벨상을 받은 일산화질소 연구의 산물이기도 하다. 발기에는 신경과 혈관내피에서 나오는 일산화질소가 필요하다. 일산화질소는 기체이므로 순간적으로 평활근세포에 들어가 '사이클릭 GMP'이라는 물질을 만든다. 이것을 '세컨드 메신저'라고 부르는데, 호르몬이 세포 표면에 있는 수용체와 붙으면 2차적으로 만들어져 화학반응을 계속 일으킨다. 사이클릭 GMP는 근육세포 속의 칼슘 농도를 조절하고,

음경해면체의 근육을 이완시킨다. 그러면 해면체에 혈액이 유입되고 발기가 된다. 따라서 산화스트레스 때문에 일산화질소의 생산이 적으면 ED가 되거나, 아침 발기가 사라진다.

앞서 이야기한 수면무호흡증후군 환자도 아침 발기는 거의 일어나지 않는다. PDE5라는 것은 사이클릭 GMP를 분해하는 효소다.

생명체에는 어떤 반응이 일어나면 그 반응을 종식시키는 반응도 일어나게 된다. 사이클릭 GMP가 증가하면 얼마 안 있어 이 늘어난 사이클릭 GMP를 분해하는 효소도 분비된다. 하지만 원래 일산화질소가 적으면 사이클릭 GMP도 적어서 바로 분해되어버린다. 이것이 ED의 생물학적 원리다. 비아그라 같은 PDE5 저해약은 이 효소를 활동하지 못하게 해서 사이클릭 GMP를 지켜준다.

PDE라는 효소에는 여러 가지 종류가 있다. 예를 들어 PDE3은 주로 혈소판, 심장, 혈관평활근에 존재하고, PDE3 저해약은 심부진이니 보행 시 다리가 아픈 간헐성 파생증과 같은 만성동맥폐쇄병의 치료약으로 쓰인다.

PDE4는 면역세포와 뇌 등에 존재하고, PDE4 저해약은 만성폐쇄성 폐질환(COPD), 기관지천식, 궤양성대장염, 인지증 등의 치료약으로 개발되고 있다.

PDE5 저해약은 폐고혈압 치료제로도 인정받고 있다. 혈류를 증가시키기 때문에 높은 산에 등산할 때 복용하기도 하고, 운동 능력을 높여줄 가능성이 있어서 베이징 올림픽을 개최할 당시 올림픽위원회에서는 약물 테스트 항목에 넣어야 할지 논의한 적도 있다.

"비아그라는 심장에 나쁘다."라는 말이 있는데, 올바른 정보가 아니다. 그러나 일산화질소를 공급하는 협심증 치료제인 니트로글리세린과 함께 복용하면 혈압이 갑자기 떨어지기 때문에 니트로글리세린을 복용하는 사람은 PDE5 저해약을 복용할 수 없다.

발기가 남성의 상징이라면 젊음의 지표는 발기를 언제까지 지속하느냐에 달려 있다. 진나라의 시황제뿐 아니라 전 인류가 불로장생의 묘약을 막대한 시간과 비용을 들여 찾아왔다. PDE5 저해약은 남성을 회춘시켰다는 점에서 과학의 위대함에 새삼 감사할 따름이다.

비아그라가 효과가 없을 때는?

PDE5 저해약을 복용해도 효과가 없는 사람이 있다. 산화스트레스에 의해 원래부터 일산화질소가 매우 낮으면 사이클릭 GMP의 절대량도 적기 때문에 유감스럽게도 효과를 볼 수 없다. 이런 사람은 뭔가 생활습관병을 앓고 있는 사람이 많은데 그렇다고 포기해서는 안 된다.

예를 들면 남성호르몬은 일산화질소나 사이클릭 GMP를 공급하므로 남성호르몬 수치가 낮다면 호르몬을 보충해주면 된다. 그러면 PDE5 저해약의 효과를 경험할 수 있다. 차세대 PDE5 저해약도 효과가 있는 것으로 보고되었다.

차세대 PDE5 저해약으로 ED를 치료한다!

지금까지의 PDE5 저해약인 비아그라, 레비트라(Levitra)는 효과가 4시간 정도뿐이기 때문에 유사시에만 복용했다.

시간 제한이 있기 때문에 아무래도 마음이 불안하다. 차세대 PDE5 저해약인 시알리스(Cialis)는 바로 그런 점을 해결해주었다. 시알리스는 36시간 동안 유효하기 때문에 토요일 낮에 복용하면 일요일까지 효과가 있다. 물론 이는 36시간 계속 발기한 상태를 유지한다는 것이 아니라, 발기하기 위한 사이클릭 GMP를 36시간 지탱할 수 있는 시스템을 갖춘다는 것이다. 따라서 자극이 없으면 아무 일도 없지만 아침 발기는 되살아난다. 많은 사람들이 이 약을 복용하면 상쾌한 느낌이라고 한다.

차세대 PDE5 저해약의 발전은 여기에 그치지 않는다. 36시간 동안 효과가 있다는 것은 장기적으로 사이클릭 GMP에 긍정적인 영향을 준다는 것을 의미하기 때문에 계속 복용하면 산화 스트레스로 녹슨 혈관내피를 개선할 것으로 기대된다.

시알리스 20정을 하루 걸러 복용해서 혈관내피의 기능을 상완동맥(brachial artery) 혈류의존성 혈관확장반응이라는 방법으로 조사해보면, 4주 후에는 시알리스를 복용하지 않은 사람보다 20%까지 혈관내피의 기능이 개선되었다. 더구나 복용을 중지한 2주 후에 이 검사를 했더니 그 효과가 지속되었다. 시알리스는 노안이 오면 돋보기를 쓰는 것처럼 일시적으로 ED를 개선하는 효과, 즉 요구만 있으면 언제든지 응할 수 있는 몸 상태를 만들어줄 뿐 아니라 계속 복용하면 치료 효과가 있다. 나아가 혈관병도 개선될 수 있다는 것을 보여준다.

이 연구에서는 일산화질소의 양도 함께 체크한다. PDE5 저해약은 일산화질소가 작용하기 전에 사이클릭 GMP의 분해를 막아주는 약이므로 직접 일산화질소를 늘리지는 않지만 신체의 일산화질소 생산도 높아졌다. 이는 시알리스를 지속적으로 복용하면 혈관내피의 기능이 개선된다는 것을 보여준다. 혈관이 건강해져서 다시 일산화질소가 나왔다고 본다. 차세대 PDE5 저해약에는 혈관의 노화를 막아주는 효과가 있다.

PDE5 저해약과 산화스트레스

PDE5 저해약이 과연 몸에 좋은가를 두고 전에 우리 병원에서 근무하던 야스다 교수는 재미있는 임상 연구를 했다. 배우자와 함께 진찰을 받았던 환자에게(ED 증상을 보이고 남성호르몬이 낮다) 비아그라를 주말에 정기적으로 한 알씩 먹게 한 것이다.

야스다 교수는 주말에 비아그라나 시알리스를 복용하는 행위가 유럽에서는 '주말에 좋은 와인을 마실까?' 같은 가벼운 기분으로 유행했다는 기사를 본 뒤 실험의 힌트를 얻었다고 한다.

그는 환자에게 비아그라를 복용한 후에는 컴퓨터 앞에서 일하지 말고, 배우자와 텔레비전을 보거나 같은 방에서 독서를 하는 등 시간을 공유하도록 당부했다. 단, 성행위는 신경 쓰지 않아도 된다고 말해두었다. 그리고 실험을 시작했을 때와 그로부터 6개월 후에 타액 속의 테스토스테론과 8-OHdG(산화스트레스 지표)를 측정했다.

거의 대부분의 참가자가 포기하지 않아 6개월 후에 연구를 종료할 수 있었다. 비아그라 복용 전과 6개월 후를 비교해보니 타액 속의 테스토스테론이 무려 2배 증가했다는 사실에 우리는 놀랐다. 게다가 8-OHdG는 무려 3분의 1로 감소했다.

산화스트레스를 낮춰주는 약에는 테스토스테론 약제와 더불어 고혈압 약이나 콜레스테롤을 낮춰주는 약, 또는 전립선비대증 약 등이 있다. 하지만 주말에 비아그라 한 알만으로 이 정도의 효과가 있다는 사실은 국제학회에서도 큰 반향을 일으켰다. 물론 이 연구는 약의 효능만을 본 것이 아니다. 전문적으로는 행동 변화를 동반한다고 하는데, 배우자와 많은 시간을 함께하도록 피실험자의 생활습관에 변화를 준 독특한 연구였다. 이 연구로 남성 누구나 몸의 산화스트레스 상태를 바꿀 수 있다는 가능성을 엿볼 수 있었다.

그렇다면 차세대 PDE5 저해약인 시알리스는 어떨까? 실은 하버드대학에서 매우 흥미로운 연구 발표가 있었다. 난치병으로 알려진 근육성이영양증(muscular dystrophy)에 걸린 실험 쥐에게 시알리스를 투여했다. 근육성이영양증은 골격근이 서서히 손상되는 병인데, 큰 원인 중 하나는 산화스트레스 제거에 문제가 생겨서이다. 그런데 놀랍게도 시알리스를 투여한 쥐는 근육 세포의 손상이 적다는 사실을 알아냈다. 예를 하나만 들긴 했지만 산화스트레스는 뇌를 포함해서 많은 장기에 관여하고 있다. 앞으로 새로운 PDE 저해약 개발도 기대할 만하다.

┘
새의 눈에는
건강식이 보인다?
┐

 남성은 물론 여성에게도 산화스트레스는 다양한 질병의 원인이 되기 때문에 매일 항산화 식품을 최대한 섭취하는 것이 매우 중요하다. 문제는 무엇이 항산화 작용이 강한 식품인지, 보고 맛보는 것만으로는 좀처럼 알 수 없다는 사실이다.

 생물계에서도 마찬가지다. 식물은 씨를 여러 곳에 뿌려서 종을 보존하려고 노력하는데, 이를 위해 식물은 동물의 관심을 끌 만한 매력적인 과일을 만들어서 많은 동물들이 먹게 하고, 이를 이용해 번영해나간다. 그렇기 때문에 과실은 맛있기도 하지만 형형색색이다.

 다양한 색의 과실을 노리는 사냥꾼 하면 뭐니 뭐니 해도 조류다. 독일의 프라이부르크대학의 쉐퍼(Schaeffer) 교수 팀은 새가 어떻게 항산화 물질의 존재를 감지할 수 있는지 알아내고자 참새의 일종인 꼬리치레 열 마리로 연구를 실시했다. 그 결과, 꼬리치레는 자외선 영역에서 항산화 물질인 안토시아닌

(anthocyanin)을 시각적으로 인식할 수 있다는 사실을 알아냈다. 그리고 안토시아닌이 들어간 먹이를 실제로 즐기는지 안토시아닌이 들어간 것과, 그렇지 않은 두 가지 먹이를 준비했더니 모든 새가 안토시아닌이 들어간 먹이를 선택했다고 한다.

결국 조류는 항산화 물질이 들어간 것을 더 선호하고, 결과적으로 씨앗도 더 멀리까지 퍼져나갈 수 있다. 새들은 이런 항산화 물질을 섭취해서 산화스트레스를 감소시키는 것일까? 아니면 새가 항산화 물질이 들어간 먹이를 선택하도록 과실이 변해가는 것일까?

사람은 어떨까? 붉은 와인은 강력한 항산화력을 지니고 있고, 여기에는 장수 유전자 연구가 진행 중인 '레스베라트롤'이 들어 있다. 특히 프랑스 남부(코트 뒤 론 지방과 보르도 지방)의 포도에 많이 함유되어 있다고 하는데, 붉은 와인을 좋아하는 여성은 산화스트레스가 적을 수도 있다.

산화스트레스를 막아주는
ORAC

언젠가 런던에 출장을 갔을 때 일이다. 호텔의 아침 식사는 뷔페였는데, 햄버거나 비엔나소시지, 베이컨 등 고기 요리가 즐비하고, 옆에 블루베리나 포도 등 과일이 진열되어 있었다. 산화스트레스가 증가하는 고기 요리와 항산화력이 높은 과일을 함께 섭취하면 훌륭한 영양 균형을 이룰 수 있다.

식품의 항산화 작용을 나타내는 지표에 'ORAC'라는 것이 있다. ORAC(Oxygen Radical Absorbance Capacity. 활성산소 흡수 능력)은 1992년에 미국 농무부(USDA)와 국립노화연구소의 연구자들이 개발한 항산화력의 새로운 지표로 식품의 항산화력을 분석하는 뛰어난 방법이다. 현재 야채와 과일 등 식재료나 가공식품에 이르기까지 가장 데이터베이스가 충실한 분석법이기도 하다.

그중 일부를 소개하면 ORAC 수치가 높은 식품에는 블루베리, 대두, 울금, 녹차(카테킨), 참깨 등이 있다. 233쪽에 정리한 표를 고기와 함께 섭취할 항산화도가 높은 야채를 고를 때 참고해

ORAC 수치

식품	ORAC 수치
정향(clove) 가루	3144.46
계피 가루	2675.36
건조 바질 잎	675.53
카레 가루	485.04
겨잣가루	292.57
생강가루	288.11
고춧가루	236.35
콩(건조)	149.21
강낭콩(건조)	144.13
호두	135.41
덩굴강낭콩(pinto bean, 건조)	123.59
헤이즐넛	96.45
크랜베리(cranberry)	94.56
아티초크(artichoke, 건조)	94.09
말린 자두(prune)	85.578
검정콩(건조)	80.4

도 좋을 것이다.

옛날 사람들은 자연스럽게 다양한 항산화 식품을 섭취했다. 예를 들면 산화스트레스가 높은 밥에 항산화도가 대단히 높은 된장국과 두부 등을 곁들인다. 전통적인 식습관의 지혜는 대단히 바람직하고 배울 점이 많다.

건강 상식을
익히자

남성호르몬을 유지하는 것과 산화스트레스를 줄여서 일산화질소를 유지하는 것은 남성에게 최고의 노화 방지법이다. 그렇다면 산화스트레스를 줄이려면 어떻게 해야 할까?

기본적으로 운동과 바람직한 식습관 두 가지가 널리 알려져 있다. 우선 칼로리를 지나치게 섭취하지 말고 활성산소의 발생을 억제할 것, 그리고 먹을 수 있는 양의 70%를 섭취하는 것이 중요하다.

제2차 세계대전 직후 도쿄대학 총장이 "살진 돼지보다 마른 소크라테스가 낫다."는 말을 했는데, 넛직으로 포식하는 요즘 시대에야말로 입에 넣는 음식에 주의하고 충분히 음미하면서 먹어야 하겠다. 게다가 현대인은 몸을 별로 움직이지 않는다. 모든 것이 기계화되면서 스스로 움직이지 않아도 기계가 대신해 주므로 운동 부족이 가속화된다. "뭐, 조깅하고 있으니까 괜찮아." "한 달에 두 번은 골프 쳐요." 물론 대단히 바람직한 일이다.

그러나 어린 시절을 한번 회상해보기 바란다. 얼마 전까지만 해도 우리는 복도에서 걸레질을 하고 교정을 빗자루로 쓸거나, 운동장에서 맘껏 뛰어놀면서 여러 가지 근육을 사용해 운동을 했다. 그에 비하면 조깅할 때 얼마나 많은 근육을 쓸지, 또 골프가 얼마나 운동이 될지 의문스럽다.

영국의 과학 잡지 《네이처》에 실린 서평을 읽다가 '편리하지 않은 것은 빨리 사라진다'는 사실을 깨달은 적이 있다. 이집트의 상형문자 히에로글리프(hieroglyph)가 왜 사라졌는지를 다룬 글이었는데, 당시 이집트는 로마 제국의 속국으로 전락한 후 라틴문자를 쓰게 되었고, 히에로글리프는 자취를 감추었다고 한다.

오사카 일본 만국박람회[1970년에 개최한 세계 박람회]로부터 불과 40여 년이 지난 지금, 걸레질도 필요 없게 된 시대가 되었고 근육을 사용할 일도 급격히 줄었다. 인간이 몸을 움직여야 한다는 사실은 누구나 알고는 있지만 무엇을 얼마만큼 하면 좋을지 정해져 있는 것은 아니다. 산소 섭취량을 최대한 늘리는 운동, 근육을 늘리는 운동 등 여러 가지가 있다. 사실 운동하는 것 자체는 산화스트레스를 높이지만, 운동을 하면 SIRT1 단백질과 비슷하게 산화스트레스에 대한 저항력이 생긴다는 사실이 최근 연구에서 밝혀졌다.

운동선수를 봐도 알 수 있듯이 운동을 너무 많이 하면 활성산소가 대량으로 발생해서 산화스트레스가 생긴다. 건강의 대명

사와도 같은 프로 운동선수가 반드시 장수하지 못하는 것은 그런 이유 때문인지도 모른다.

적당히 운동을 하는 것이 쉽지 않고, 또 개인차도 크다. 전문가에게 자신의 체력과 체질을 진단받은 후 적절한 코칭을 받는 것이 고객 맞춤 운동인데, 프로 운동선수이거나 경제적인 여유가 있지 않은 이상 받기가 쉽지 않다.

필자는 이 책에서 설명한 남성호르몬, 산화스트레스, 스트레스호르몬인 코티솔 등을 타액으로 측정하면서 운동, 식사, 스트레스를 조절해가면 어떨까 생각한다.

그렇게 하기 위해 우선 건강 의학의 대략적인 시스템을 이해하는 것, 즉 건강 상식을 갖추는 것이 중요하다. 소중한 돈을 검증 안 된 곳에 투자하는 것은 어리석은 일이 아닐 수 없다. 건강법도 마찬가지다. 수없이 많은 건강법을 하나하나 시도해보는 것보다 우선 신뢰할 수 있는 정보를 모아보자.

일본항가령의학학회나 일본맨즈헬스의학회에서는 시민 공개 강좌를 실시하고 있다. 또한 일본항가령의학학회의 학회 잡지 《안티에이징 의학》에는 일반인이 읽어도 흥미로운 수준 높은 과학 기사가 많이 실려 있으니 참고하자(한국도 대한의사협회와 대한항노화학회에서 인터넷 사이트와 학회지를 통해 다양한 정보를 제공한다).

세계로 퍼져가는 맨즈 헬스

'맨즈 헬스'(men's health)라는 말은 익숙하지 않겠지만 최근 2~3년간 빠르게 전 세계로 확산되었다. 사실 고전적인 의학은 남성 중심적이었다.

심지어 약의 복용량까지도 성인 남성의 대사를 기준으로 해왔다. 그러한 남성 위주의 의학을 반성하고 여성 특유의 질환인 유방암이나 자궁암, 여성갱년기의 예방과 진단, 치료에 대한 경각심을 불러일으키기 위해 우먼즈 헬스(women's health)를 제창해왔다.

또한 미국에서는 여성갱년기와 관련하여 호르몬을 보충할 때의 위험도를 평가하는 'Women's health Initiative' 연구가 대대적으로 시행되었다.

이 연구의 결론을 두고 연구 대상자가 편파적이라는 비판도 많았지만, 무엇이 여성 건강에 좋은가에 대한 질문에 정면으로 부딪혀서 결론을 내려는 미국 의학계의 전향적인 태도와 의학에 투자하는 어마어마한 자금에 감탄을 금할 수 없었다. 우먼즈 헬스는 이미 전 세계에 정착해서 최근 10여 년간 크게 진보했다.

이 연장선상에서 폴리오마바이러스(polyomavirus) 감염에 의해 발병하는 자궁암에 대처할 수 있는 백신접종도 미국에서 유럽으로 확산되었다.

여성 의학이 이처럼 발전하는 가운데, 남성 의학도 발전하지 않으면 불공평하다. 남성에게는 지금까지 간과해왔던 여러 가지 건강 문제가 있다는 사실이 부각되었는데, 우선 남성은 의료시설에 가는 것이 쉽지 않다. 남성호르몬의 본질상 남성은 도움을 잘 요청하지 않는 경향이 있다.

한편 여성은 임신이나 아이들 병치레, 부모의 질병으로 의료기관을 더 자주 드나들기 때문에 그만큼 거부감도 적다. 전 세계 44개국에서 실시한 조사에 따르면 사춘기에서 75세 사이의 남성 사망률은 여성보다 2배나 더 높은 것으로 밝혀졌다.

심장병, 암, 자살이 원인인 사망률도 남성이 더 높아서 일본의 경우 55세 이상은 남성의 암 사망률이 여성의 2배를 넘는다. 남성과 여성이 병에 걸릴 확률이 다른 것을 의학적으로는 '성차'가 있다고 한다. 성차로 말미암아 남성의 평균 수명은 여성보다 7~8년 짧다.

이와 같은 관점은 어떤 의미에서 남성이 우위였던 사회구조가

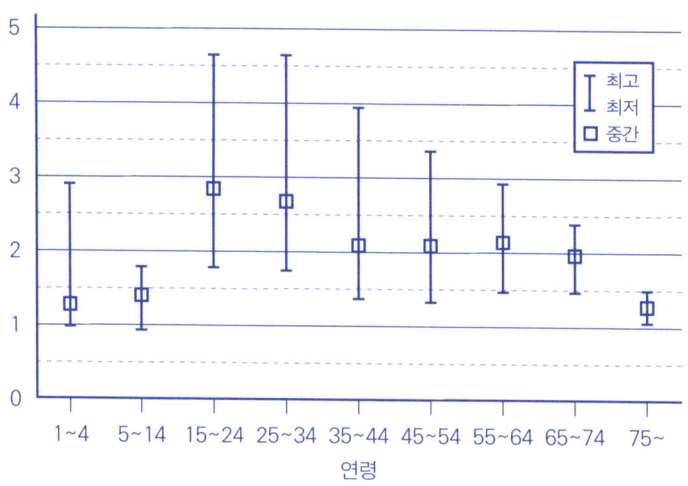

서서히 변하고 있다는 증거인지도 모르지만, 유럽과 미국, 아시아 각국에서도 '맨즈 헬스'라는 말이 많이 쓰이고 있다.

예를 들어 미국의 하버드대학에서는 매달《맨즈 헬스 워치》라는 뉴스레터를 발행하고 있다. 테스토스테론이 남성의 심신에 미치는 영향을 최신 뉴스로 보도하고 있으며 누구든지 구독할 수 있다.

한편 유럽의 EU 가맹국들은 '아버지 날'이 있는 주일을 '맨즈 헬스 위크'로 정하고 남성들의 건강을 위한 다양한 행사, 예를 들면 전립선암 검진 등을 나라별 혹은 지역별로 실시하고 있다.

'European Men's Health Forum' 홈페이지에는 이와 관련한 다양한 자료가 실려 있다.

아시아의 경우 싱가포르를 중심으로 말레이시아, 인도네시아, 한국에서 맨즈 헬스에 대한 계몽운동이 많이 일어나고 있다. 덕분에 테스토스테론 보충요법을 시행하는 건수도 상당히 늘고 있는 추세다.

일본에서도 이제 겨우 맨즈 헬스에 대한 관심이 증가하고 있다. 일본 남성의 건강과 장수에 공헌하기 위해 일본맨즈헬스의학회가 탄생했다.

그중에서도 치바 현이 선두 주자로 나섰다. 일본에서 처음으로 행정기관 차원에서 '성차를 고려한 건강 지원'을 2001년부터 실시해 우선 여성 의료 복지를 다잡는 데 크게 공헌했다.

나아가 남성을 위한 맨즈 헬스 지원 사업도 시작해서 남성을 위한 심신 건강 상담을 해주고 있다. 관련 내용을 '치바 현 건강 만들기 지원과'에서 작성한 팸플릿에서 인용해보겠다.

"여성과 남성은 신체 구성이나 생리석 기능이 다를 뿐 아니라 걸리기 쉬운 질병이나 병에 걸렸을 때의 진행 상황, 약의 효력 등도 다르다. 이러한 성별에 따른 차이에 주목해서 질병을 예방하고 건강 유지를 권장하는 것이 성별에 따른 건강 지원이다."

구체적으로는 지정된 장소(네 곳)에서 맨즈 헬스 전문의가 건강 상담을 실시하고, 필자의 연구실에서 감수한 건강 교육 자료를 사용해 지역에 거주하는 주부들을 교육하고 있다. 치바 현의 이 같은 지원 사업이 더 많은 지역으로 확산되길 바란다.

남성호르몬 수치를 높이는 열 가지 방법

이제 남성호르몬에 대한 탐구도 막바지에 이른 것 같다. 남성호르몬에는 매우 다양하면서도 예상치 못한 효과가 있다는 사실에 놀랐을 것이다. 나이와 상관없이 남성호르몬 수치를 높이는 것이 무병장수의 비결이다. 아래는 남성호르몬 수치를 높이는 열 가지 방법이니 참고하기 바란다.

1. 언제든 쉴 수 있는 나만의 공간을 마련하자

무의식중에 긴장히는 교감신경을 진정시키자. 남성은 어딘가에 '자신의 자리'가 있어야 교감신경이 긴장하지 않는다. 회사든 가정이든, 언제 어디서나 편히 쉴 수 있는 '나만의 자리'를 확보하자.

2. 적극적으로 부교감신경을 활성화하자

최근 일주일 동안 일만 하지는 않았는지 돌아보자. 요가나 스트레칭, 마사지로 잔뜩 긴장한 몸과 마음을 풀어주자.

3. 식사를 거르지 말자

편식하지 말고, 제철 음식과 항산화 작용이 뛰어난 식품을 섭취하자. 남자들에게 필요한 건강 보조 식품도 종종 이용한다.

4. 하루 10분 이상 반드시 근육 운동을 해라

아무리 바빠도 하루 10분 정도는 근육 운동을 해보자. 계단 오르내리기, 팔굽혀펴기, 스쾃 등은 일상에서 쉽게 실천할 수 있다. 몸에 근육을 키우면 남성호르몬도 증가한다.

5. 충분한 수면을 취하자

남성호르몬 수치는 한밤중에 회복된다. 숙면을 위해 취침 전 텔레비전 시청과 업무 메일 확인 등은 하지 말자.

6. 친구와 즐거운 시간을 보내라

남자끼리 지내는 시간이 남성호르몬 수치를 높인다. 등산이나 골프 등 단체로 하는 운동이 좋다.

7. 개성 있는 패션 아이템으로 멋을 내자

자신을 꾸미면 남성호르몬 수치가 올라간다. 시계, 구두, 가방, 넥타이 등으로 멋을 내보자.

8. 열정적으로 생활하자

집중하고 열심히 활동한다. 열정은 남성호르몬 그 자체다.

9. 큰 소리로 웃어라

무슨 일이든 웃음으로 화답하자. 긍정적인 태도는 몸에 활력을 북돋는다.

10. 모험을 즐겨라

암벽 등반, 스카이 점프, 사막 횡단 등을 시도해본다. 모험심은 남성호르몬을 증가시키고 일상을 활기차게 살아갈 힘을 준다.

맺은 말

남자라면 누구나 한 번쯤 프로야구 감독, 오케스트라 지휘자, 연합함대의 사령관 같은 일을 꿈꾼다. 이런 직업은 자신의 위치가 확고하고 사소한 일에 좌우되지 않는 일이다. 우리 병원에서 맨즈 헬스 클리닉 진찰을 받는 환자들을 보면 남자들에게 필요한 것은 결국 '발붙일 곳'이 아닌가 한다.

옛날에는 사랑방이 아버지의 자리로 정해져 있었고, 일터에서도 대장이나 지도자의 자리는 정해져 있었다. 하지만 요즘에는 유목민처럼 인터넷만 연결되어 있다면 회사나 카페 또는 집에서도 일할 수 있다. IT 기술 때문에 유목민 사회처럼 일터가 변해버린 것이다.

바다로 노를 저어가거나 초원을 질주하는 모습은 용기와 해방감과 건강한 이미지를 주지만, 그래도 자신이 발 디딜 곳은 필요하다고 생각한다. 발 디딜 곳이 없으면 남자는 갈팡질팡한다. 책상 없이 자유롭게 옮겨 다니며 일하는 직장은 젊고 남성호르몬이 넘치는 젊은이라면 몰라도 나이 든 사람에게는 적합하지 않다. 남자는 아무리 좁아도 자신의 몸을 둘 수 있는 조종석이 어딘가에 필요하다.

그에 반해 여성은 친구를 만들고, 또 친구로부터 도움을 잘 받는다. 또 원래부터 여러 가지 일을 동시에 할 수 있는 능력을 지니고 있다. 자녀 양육이나 요리를 하면서 업무 이메일을 보내는 일도 아무렇지 않게 잘한다. 원래부터 좁은 자리나 위치에 구애받지 않는다. 그런 의미에서 남성은 수렵 생활, 여성은 농경 생활에 적합하다는 지금까지의 이미지를 떠올리기보다 21세기 유목민 사회에 여성이 더 적합하다는 생각을 하게 된다.

'왠지 남자들이 기운이 없다'고 느끼는 사람이 많으면 경제가 전반적으로 힘들어지는 것도 사실이다. 단순히 기운이 없는 것이 아니라, 21세기는 남성이 힘 빠지는 사회가 되지 않았나, 숨쉬기도 힘들어지고 있는 것은 아닌가 하는 생각이 든다. 남성을 치료하는 의사로서 염려스럽기 그지없다.

우리 남자들에게 필요한 것은 바로 모험과 낭만과 동료다. 그러한 남자의 엔진을 움직이는 기름이 남성호르몬인 것이다. 한편 남성호르몬이 싫어하는 것은 '조직'과 '관리'다. "나는 조직이나 관리와는 관계없어."라고 말할 수 있는 사람은 극히 소수로 그들은 극단적인 호르몬의 소유자들뿐이다. 이 사회에서 어떻게든 즐겁고, 자기답게 살아가기 위해서 남성호르몬 수치를 높이는 것이 남자가 자신을 보호하는 길이라고 생각한다.

　필자의 인생에서 일본 남성의학의 아버지인 구마모토 요시아키 교수의 지도를 받을 수 있었던 것은 큰 행운이었다. 구마모토 교수는 남성의학에 종사한 지 50년, 고희를 넘긴 지금도 진료와 연구를 하며 맹활약하고 있다. '남성이 건강해질지는 남자가 하기 나름'이라고 주장하는 그는 일본맨즈헬스의학회에서 열심히 후진을 양성하고 있다.

　남성갱년기 외래를 도쿄에서 최초로 열 것을 허가해주고 열렬히 지원해준 '몸과 마음이 건강한 형제'[도쿄 치요다구의 진료소 이름]의 시모무라 미쓰코 선생과 다카쓰지 가쓰요시 소장께도 감사를 전한다. 도쿄대 가령의학연구소의 아키시타 선생께는 귀중한 자료를 받았고, 동 대학 제론톨러지(Gerontology. 노인학) 연구원인 마스다 씨에게는 지역 주민 타액 테스토스테론 측정에 동참해주신 데 감사한다.

　이 책에서 소개한 테이쿄대학 비뇨기과학 교실 연구와 관련된 자료는 남성의학그룹의 오카다, 마루야마, 야스다, 이데 선생이 함께 애써주었다. 타액에서 남성호르몬이나 산화스트레스를 측정하는 시스템을 확립해준 연구실의 후루타니 씨, 기무라 씨에게도 감사한다. 타액은 누구나 어디서든지 손쉽게 채취할 수 있고 의료 폐기물도 아니다. 이런 타액에서 호르몬이나 산화스트레스를 비롯한 귀중한 건강 정보를 얻을 수 있는 것이다. 앞으로 다양한 영역에서 타액이 건강관리의 지표로 사용될 것이라고 확신한다.

  남성 건강관리 전문가는 비뇨기과 의사다. 40세가 남자들에게 액운의 해라고 하는데, 그때가 되면 반드시 단골 비뇨기과를 정해 상담을 받기 바란다. 비뇨기과 의사는 '남자 인생'의 지지자가 되어줄 것이다.

  마지막으로 이 책을 출판하는 데 애써주신 쇼가쿠칸의 이이다 씨와 이와시로 씨께 감사를 표한다.

참고 문헌

- 《테스토스테론 – 사랑과 폭력의 호르몬》 제임스 맥브라이드 댑스·매리 고드윈 댑스, 맥그로우힐
- 《모래의 여자》 아베 코보, 김난주 옮김, 민음사
- 《나의 다나카 가쿠에이 일기》 사토 아키코, 신초샤
- 《THE TESTOSTERONE ADVANTAGE PLAN》 로 슈러, 사이먼 앤드 슈스터
- 《영웅 색을 좋아한다-소설 이토 히로부미》 난조 노리오, 분게이슌주
- 《연금술사》 파울로 코엘료, 최정수 옮김, 문학동네
- 《구스코 부도리의 전기》 미야자와 겐지, 이경옥 옮김, 사계절
- 《후천성성선기능저하증후군(LOH 증후군)진단 방법》 일본비뇨기과학회·일본 Men's Health 의학회·'LOH 증후군 진단 가이드라인' 검토 워킹 위원회 (시보)
- 《양생훈》 가이바라 에키켄. 강용자 옮김, 지만지
- 《의료 종사자를 위한 기능성 식품 가이드》 요시카와 도시카즈·쓰지 도모코, 고단샤
- 《서플리먼트 데이터북》 요시카와 도시카즈·사쿠라이 히로무, 오무샤

조사표

AMS 진단표
(남성갱년기 장애 질문표)

MINI 진단표
(우울증 간이 진단표)

AMS 진단표(남성갱년기 장애 질문표)

합계가 26점 이하는 정상, 27~36점은 가벼운 증상, 37~49점은 중간 정도의 증상, 50점 이상은 중증(의료기관에서 진찰이 필요)

		없음	경도	중간 정도	중증	심한 중증
1	육체적, 정신적 건강 상태 저하를 느끼는 자각 증상이 있다.	1	2	3	4	5
2	관절염이나 근육통이 있다. 요통, 관절염, 손발의 통증 등 통증을 느낀다.	1	2	3	4	5
3	땀을 잘 흘린다. 갑자기 땀을 흘린다. 긴장도 하지 않았는데 상기된다.	1	2	3	4	5
4	수면 장애가 있다. 잠을 못 이루고, 자주 잠에서 깬다. 일찍 눈이 떠져서 피로를 느낀다.	1	2	3	4	5
5	자고 싶고, 자주 피로하다.	1	2	3	4	5
6	화를 잘 내고, 안절부절 못한다. 사소한 일에 화가 나고, 기분이 언짢다.	1	2	3	4	5
7	신경과민이다. 긴장한다. 불안하다.	1	2	3	4	5

8	불안하고 걱정된다. 쉽게 패닉 상태가 된다.	1	2	3	4	5
9	몸이 피로하다. 활력이 부족하다. 기력 전반이 저하되고 활동력이 떨어진다. 여가 활동에 흥미가 떨어졌다. 무기력하고 성취감이 없다. 무리하지 않으면 일을 시작하기 어렵다.	1	2	3	4	5
10	근력이 떨어지고, 약해진 듯한 느낌이 든다.	1	2	3	4	5
11	우울하고, 좌절한다. 슬프고 울고 싶다. 의욕 감퇴. 기분의 변동이 심하다. 무기력하다.	1	2	3	4	5
12	내 전성기는 지났다고 느낀다.	1	2	3	4	5
13	다 타버린 느낌, 바닥에 떨어진 듯한 느낌이 든다.	1	2	3	4	5
14	턱수염이 잘 안 자란다.	1	2	3	4	5
15	성관계의 빈도수가 줄어들었다.	1	2	3	4	5
16	아침 발기 횟수가 감소했다.	1	2	3	4	5
17	성욕이나 성적 충동이 감소했다. 성생활의 즐거움이 감소했다.	1	2	3	4	5

MINI 진단표(우울증 간이 진단표)

질문 1, 2를 포함해 5개 이상의 질문에 '네'가 있는 경우 우울증일 가능성이 높다.

1	현재 매일같이, 거의 온종일 우울하거나 침체된 기분인가?	아니오	네
a	1이 '네'인 경우, 그 증상이 2주 이상 계속되고 있는가?	아니오	네
2	현재 만사에 흥미를 잃었거나, 평소에 즐기던 일들이 즐겁지 않은가?	아니오	네
b	2가 '네'인 경우, 그 증상이 2주 이상 계속되고 있는가?	아니오	네
3	매일같이 식욕이 저하되거나 증가하는가? 혹은 자신은 잘 느끼지 못하는데 체중이 감소 혹은 증가했는가?	아니오	네
4	매일 밤 잠자리에 문제(예를 들면 잠을 잘 들지 못하거나, 한밤중에 눈이 떠지거나, 아침 일찍 잠에서 깨거나, 늦잠을 자는 등)가 있는가?	아니오	네
5	매일 평소에 비해 말하는 것이나 동작이 느려지거나 안절부절못하거나 침착하지 못하고, 조용히 앉아 있지 못하는가?	아니오	네
6	매일 피로하거나 기력이 없다고 느끼는가?	아니오	네
7	매일 자신은 가치가 없다고 느끼거나 죄책감을 느끼는가?	아니오	네

8	매일 집중하거나 결단하는 것이 어렵게 느껴지는가?	아니오	네
9	자해나 자살을 생각한 적이 있거나, 죽었으면 좋겠다고 반복적으로 생각하는가?	아니오	네

성공한 남자는 왜 호르몬 수치가 높은가
도쿄대 의학연구소의 남성호르몬 강화법

1판 1쇄 펴낸 날 2016년 11월 25일
1판 2쇄 펴낸 날 2019년 8월 20일

지은이 | 호리에 시게오
옮긴이 | 황혜숙

펴낸이 | 박윤태
펴낸곳 | 보누스
등 록 | 2001년 8월 17일 제313-2002-179호
주 소 | 서울시 마포구 동교로12안길 31
전 화 | 02-333-3114
팩 스 | 02-3143-3254
E-mail | bonus@bonusbook.co.kr

ISBN 978-89-6494-258-1 13510

• 책값은 뒤표지에 있습니다.
• 이 도서의 국립중앙도서관 출판예정도서목록(CIP)은 서지정보유통지원시스템 홈페이지
  (http://seoji.nl.go.kr)와 국가자료공동목록시스템(http://www.nl.go.kr/kolisnet)에서
  이용하실 수 있습니다.(CIP제어번호: CIP2016012101)